# AIDS

医生来了 · 专病科普教育丛书

# 艾滋病

## 防治科普知识

四川省医学科学院 · 四川省人民医院（电子科技大学附属医院）

杨兴祥 主编

四川科学技术出版社

**图书在版编目（CIP）数据**

艾滋病防治科普知识 / 杨兴祥主编. 一成都：四川科学技术出版社，2021.11
（医生来了：专病科普教育丛书）
ISBN 978-7-5727-0365-2

Ⅰ. ①艾… Ⅱ. ①杨… Ⅲ. ①获得性免疫缺陷综合征－防治Ⅳ. ①R512.91

中国版本图书馆CIP数据核字(2021)第228557号

医生来了 · 专病科普教育丛书

AIZIBING FANGZHI KEPU ZHISHI
**艾滋病防治科普知识**

主　　编　杨兴祥
出 品 人　程佳月
责任编辑　李　栎
助理编辑　王星懿
封面设计　郑　楠
插　　图　梁溯洋　陈苏文
责任出版　欧晓春
出版发行　四川科学技术出版社
　　　　　成都市槐树街2号　邮政编码 610031
　　　　　官方微博：http://e.weibo.com/sckjcbs
　　　　　官方微信公众号：sckjcbs
　　　　　传真：028-87734035
成品尺寸　170mm × 180mm
印　　张　4.25　字数 85 千
印　　刷　成都市金雅迪彩色印刷有限公司
版　　次　2021年11月第 1 版
印　　次　2021年11月第 1 次印刷
定　　价　20.00元

**ISBN 978-7-5727-0365-2**

四川科学技术出版社官方微信

邮购：四川省成都市槐树街2号　邮政编码：610031
电话：028-87734035　电子信箱：sckjcbs@163.com

## 本书编委会


**主　审**　江　南

**主　编**　杨兴祥

**副主编**　徐开菊

**编　委**（按姓氏拼音排序）

陈雪梅　贺微微　黄仁刚
林健梅　龙武彬　罗婷婷
买　泓　宋志斌　庹　琳
王蜀强　吴家箴　杨鸿斌
杨仁国　袁　霏　曾　慧
赵云卉　周巧灵

**插　图**　梁溯洋　陈苏文

**秘书组**　张　蒙　康薇静　卿　俊
张　莉

# 前　言

自 1981 年报道世界第一例艾滋病（AIDS）患者至今已有 40 年，艾滋病在全球肆虐流行，已成为重大的公共卫生问题，引起世界卫生组织及各国政府的高度重视。经过医学界科学家的不懈努力，有效的抗逆转录病毒治疗药物被研究出来，使得艾滋病病毒（HIV）感染者和艾滋病患者可以像其他慢性病患者一样长期生存。

2021 年 6 月 8 日，联合国大会发布“到 2030 年结束艾滋病流行”宣言，提出将预防作为优先事项，确保到 2025 年有效的艾滋病综合预防方案涵盖 95% 的有 HIV 感染风险者；承诺在 2030 年前实现“三个 95%”目标，即 95% 的 HIV 感染者能够确诊、95% 的确诊者能够获得抗逆转录病毒治疗、95% 的接受治疗者体内 HIV 得到抑制；承诺在 2025 年前消除 HIV 母婴传播，到 2025 年消除与 HIV 相关的一切形式的污名化与歧视，到 2030 年实现终结艾滋病流行的目标。

在长期的临床工作中我深刻体会到，公众对艾滋病的认知率低、主动筛查率低，导致 HIV 感染者被发现较晚、治疗效果差、预后较差；HIV 感染者对疾病缺乏常识、对抗逆转录病毒治疗缺乏信心，导致治疗的依从性差、抗逆转录病毒治疗失败、疾病进展，甚至发生耐药等不良结果。

近年来，随着国家对艾滋病防控政策支持力度的加大，艾滋病防治知识科普、宣教工作的加强，全社会对 HIV 感染者的关心、关爱，公众对艾滋病防治的认知度有了明显提升，公众来医院看诊或通过网络门诊主动筛查、咨询暴露后预防用药的意识不断增强。但限于地域、文化水平等的差异，艾滋病防控知识和遵医行为尚存在灰色地带和死角，科普、宣教力度亟待加大。

本书编者长期到基层从事艾滋病防治工作，走访高风险人群和艾滋病患者，开展艾滋病防治“面对面”义诊宣教，录制艾滋病防治微电影，上《医生来了》电视科普节目［四川省医学科学院·四川省人民医院（电子科技大学附属医院）与四川电视台联合举办］讲解艾滋病防治知识，积极倡导关注艾滋病的预防、关爱 HIV 感染者。为进一步提高公众对艾滋病的防治意识、提高 HIV 感染者的治疗依从性，我组织编写这本《艾滋病防治科普知识》，以图文并茂的形式，通俗易懂地介绍 HIV 是什么、传播途径、易感人群、预防措施、抗逆转录病毒治疗及注意事项、社会关爱等科普知识，期待能够为高风险人群和 HIV 感染者带去温暖和前行的力量。

“有时去治愈，常常去帮助，总是去安慰。”我深知，要实现 2021 年联合国大会宣言提出的“三个 95%”，需要全社会广泛参与，需要医务工作者持之以恒的探索研究与临床实践，需要高风险人群和 HIV 感染者改变认知、建立信心，做到早筛查、早诊断、早治疗和早预防。

在 2021 年 12 月 1 日第 34 个“世界艾滋病日”到来之际，我谨代表本书编者呼吁：全社会携起手来共同应对疾病流行带来的风险与挑战，共同关爱高风险人群和 HIV 感染者，早日实现“到 2030 年结束艾滋病流行”的奋斗目标！

限于编者水平，本书内容有不妥之处在所难免，敬请批评指正为谢！

杨兴祥

2021 年 11 月

# 目　录

## 一、艾滋病起源、概述及病原学特征

艾滋病是获得性免疫缺陷综合征（AIDS）的简称，系由人类免疫缺陷病毒（HIV）引起的慢性传染病。

目前，艾滋病已成为严重威胁公众健康的全球公共卫生问题。

哈哈哈哈，我最大的本领就是破坏人类的免疫系统！

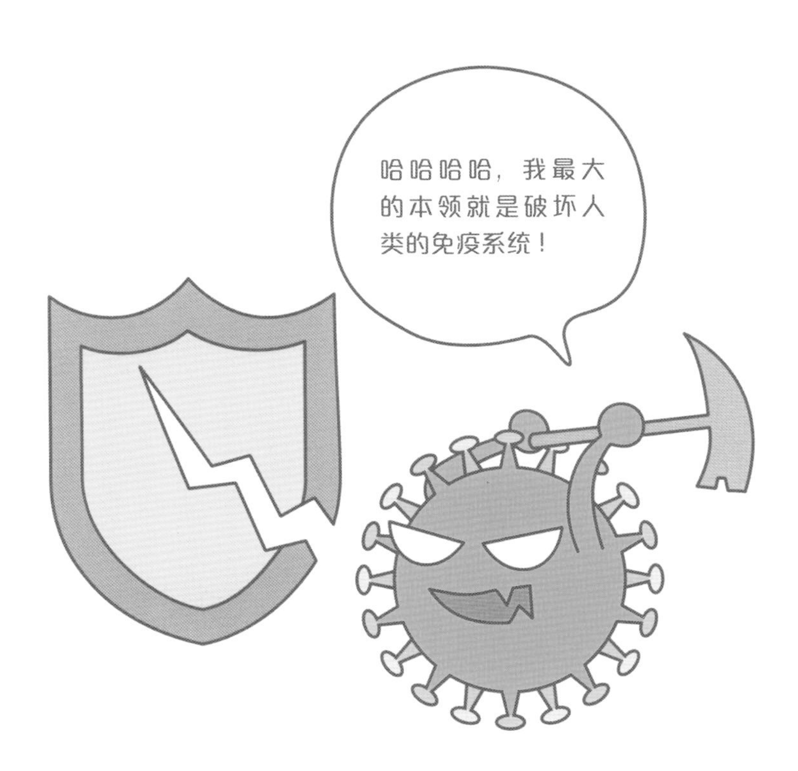

HIV 病原学特征:

HIV 是直径 100~120 纳米的球形颗粒，具有一组遗传基因，外搭一件薄膜“外套”，外带多个蛋白质触角，结构简单吧。

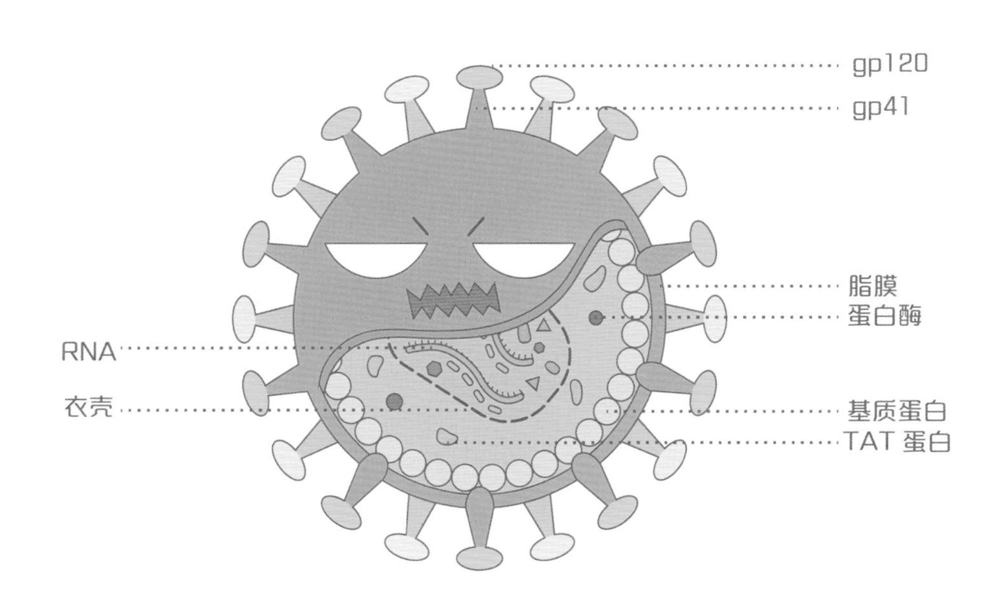

头发丝直径一般为60 000~90 000纳米（60~90微米），HIV直径为100~120纳米，因此，HIV直径相当于头发丝的1/900~1/500，即头发丝直径是HIV直径的500~900倍。但是你们别看HIV这么小哦，毒害人是绰绰有余了，所以千万不要招惹HIV！

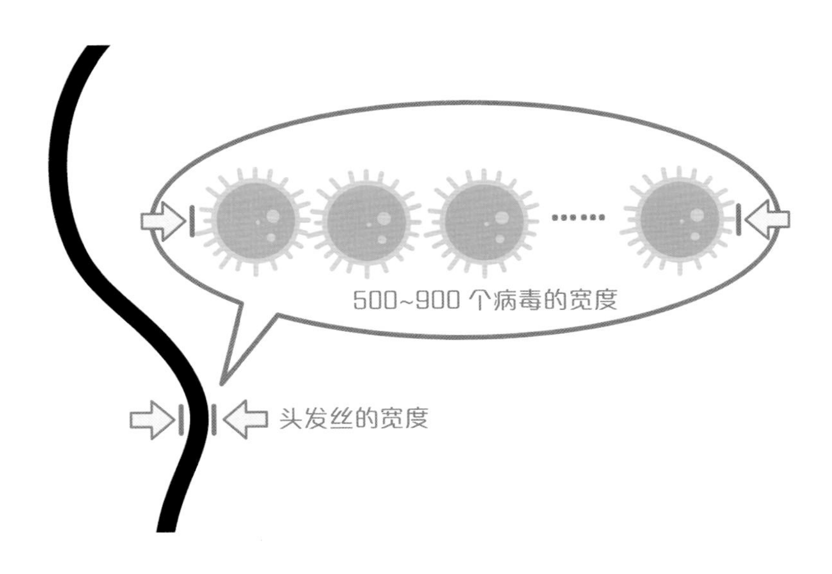

艾滋病可防、可治，但不能治愈。

未经治疗的 HIV 感染者很容易生病，因为其免疫系统无法正常工作以对抗感染或癌症，一旦这类人群患上重症感染或难治性肿瘤，有时可能就算是华佗再世也难以回天。

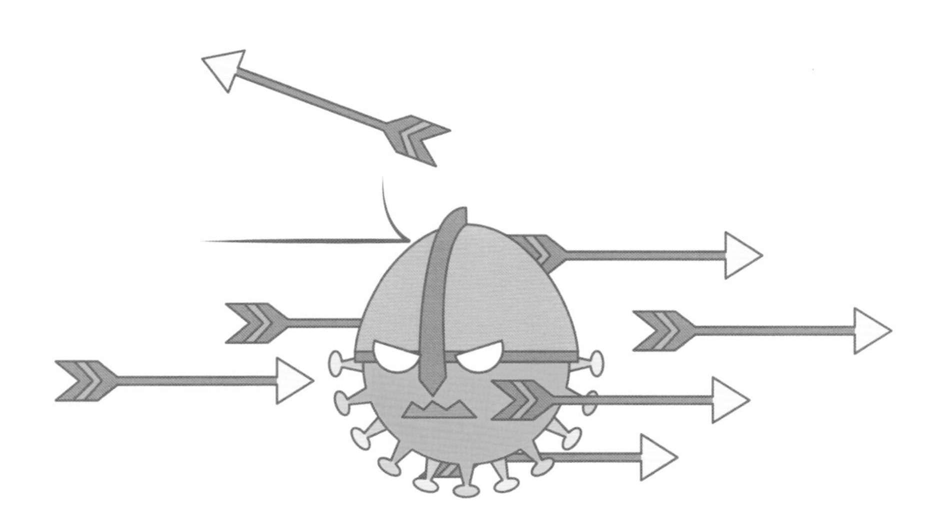

在最初一段时间，HIV 感染者只能无力地等待生命的终结，但 1987 年，首个抗逆转录病毒药物的问世显著改变了这种情况。在现代医学的帮助下，1996 年抗逆转录病毒治疗（ART），又称鸡尾酒疗法出现，使治疗方案发生了彻底变革，使 HIV 感染的自然病程彻底改变。对于没有其他严重并发症的 HIV 感染者，在出现严重免疫抑制前进行治疗，预计可使其期望寿命接近普通健康人群。

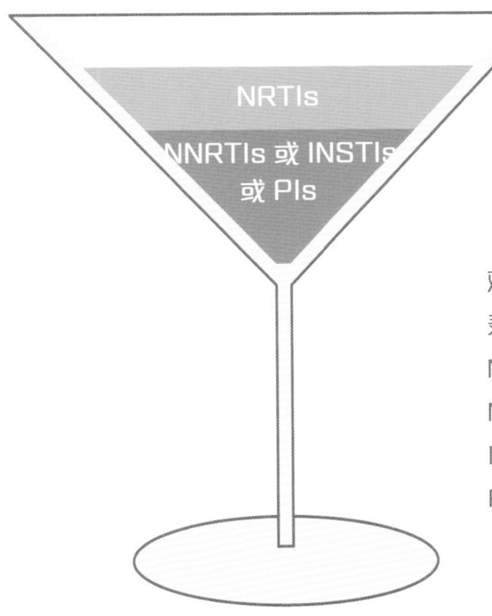


鸡尾酒疗法是联合使用三种或三种以上的抗逆转录病毒药物来治疗艾滋病。

NRTIs：核苷类逆转录酶抑制剂。

NNRTIs：非核苷类逆转录酶抑制剂。

INSTIs: 整合酶抑制剂。

PIs：蛋白酶抑制剂。

ART（鸡尾酒疗法）

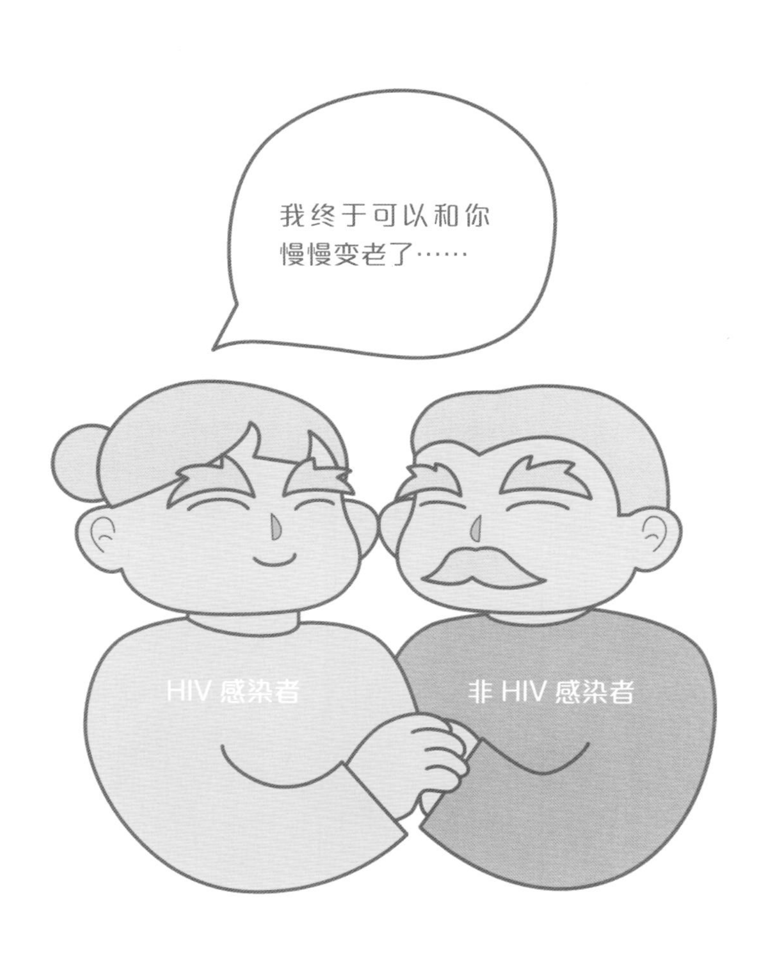
我终于可以和你
慢慢变老了……
HIV 感染者
非 HIV 感染者

世界上最早的艾滋病：

1981 年 6 月 5 日，美国疾病预防控制中心在《发病率与死亡率周刊》上登载了 5 例艾滋病患者的病例报告，这是世界上第一次有关艾滋病的正式记载。1982 年，这种疾病被命名为艾滋病。不久，艾滋病迅速蔓延到各大洲。

中国第一例艾滋病：

1985 年，一位到中国旅游的外籍人士因患病入住北京协和医院后很快死亡，后被证实死于艾滋病，这是我国第一次发现艾滋病病例。

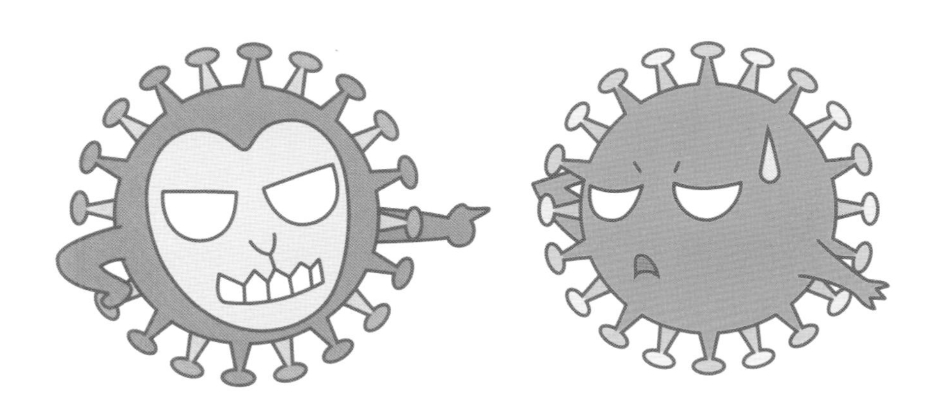

HIV 感染后经历哪三个阶段?

1. 第一阶段：急性期

此时，感染者的血液中含有大量 HIV，它们具有极强的传染性。有些感染者有类似流感的症状，这是人体对感染的自然反应。但是有些感染者可能不会立即或根本不会感到不适。

如果在 HIV 暴露或有高危行为后有类似流感的症状，并认为自己可能已感染 HIV，请尽快就医并要求进行检查以确定是否被感染。

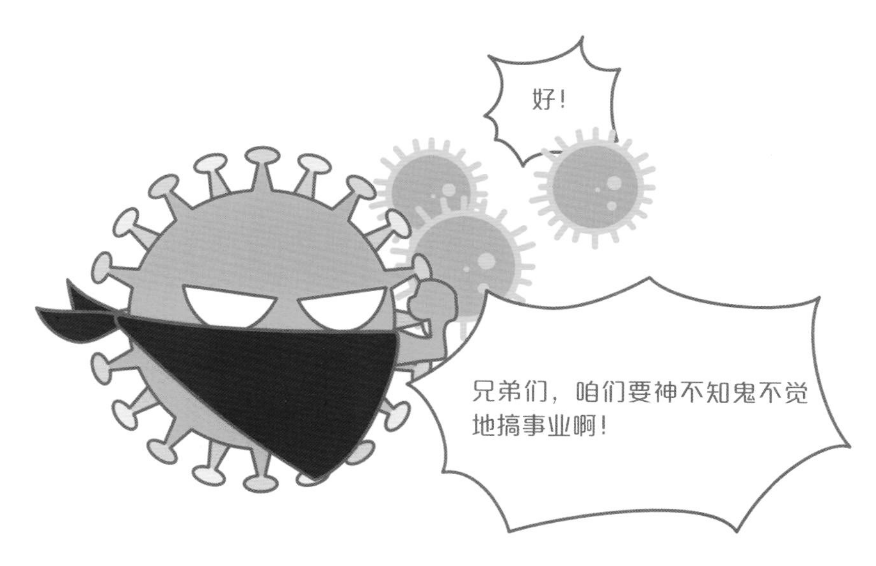


只有抗原 / 抗体检测或核酸检测 (NAT) 可以诊断 HIV 感染急性期。然而，遗憾的是，我们遇到此类急性期感染者，建议其查病毒核酸的时候，有些感染者会因为各种各样的原因拒绝检测。

急性期（早期）：HIV 感染者最初可能出现发热、咽痛、头痛、肌肉疼痛和关节疼痛，通常持续 2~4 周。

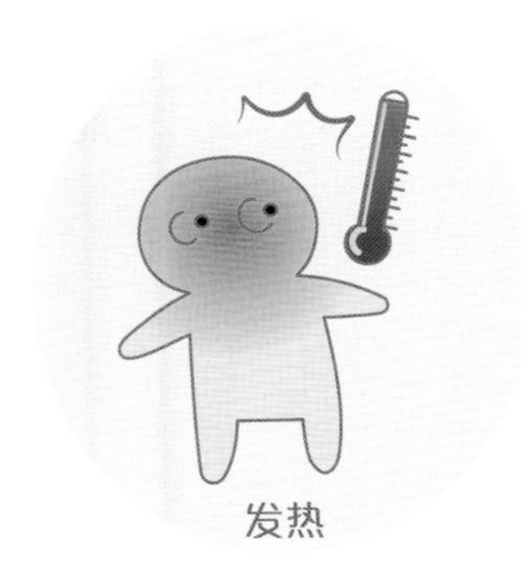


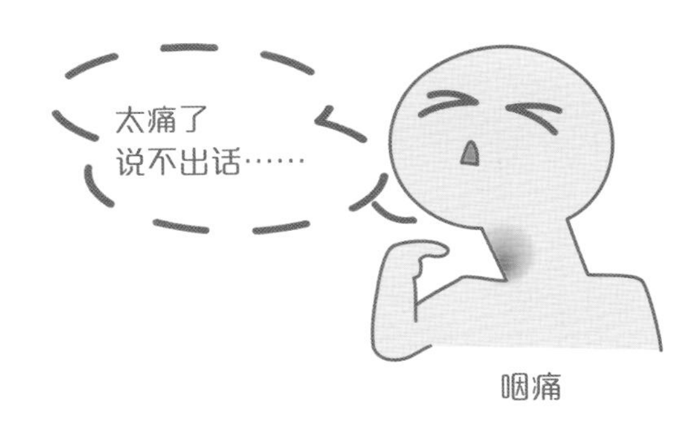


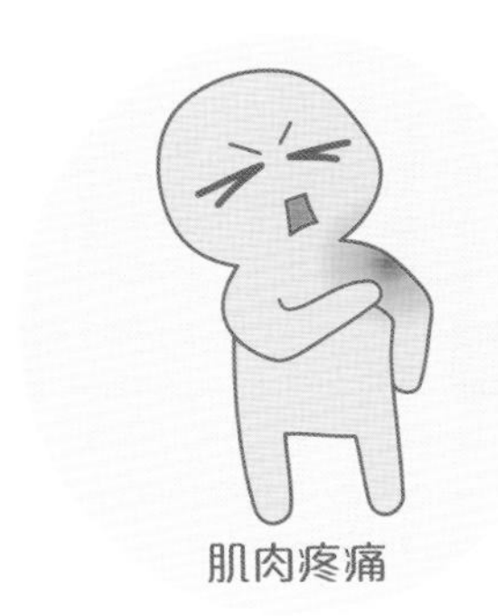

2. 第二阶段：无症状期

此阶段也称为无症状 HIV 感染或临床潜伏期。

HIV 仍然活跃，但繁殖水平很低。

在此阶段，感染者可能没有任何症状或并发症，但同样具有传染性。

如果不服用抗逆转录病毒药物，HIV 感染者这一时期可能会持续十年或更长时间，但有些也可能会更短。

在此阶段结束时，HIV 感染者血液中的 HIV 数量（称为病毒载量）上升，而 $CD4^{+}T$ 淋巴细胞计数下降。随着 HIV 感染者体内 HIV 数量的上升，其可能会出现症状，并且进入第三阶段。

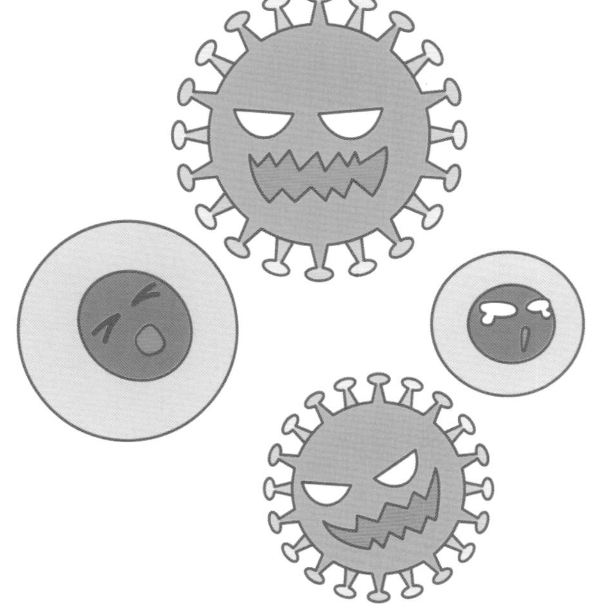

目前，有报道指出，临床部分依从性* 非常好的感染者，严格遵照医生指示用药，临床观察一直未进入第三阶段。

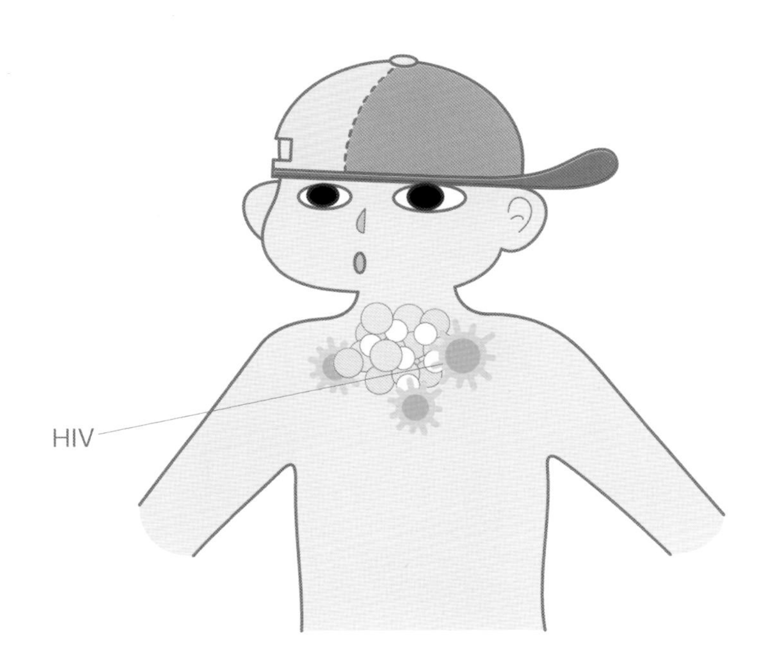


无症状期：T 淋巴细胞相对较多，血中 HIV 相对较少，相对平衡，人体暂无不舒服。

* 依从性：指患者对药物治疗方案的执行程度。

3. 第三阶段：获得性免疫缺陷综合征（艾滋病）期

该阶段是 HIV 感染最严重的阶段。

艾滋病患者的免疫系统严重受损，越来越易患严重的疾病，如机会性感染（肺孢子菌肺炎、肺结核等）和肿瘤（卡波西肉瘤、淋巴瘤等）。

艾滋病患者可能具有很高的病毒载量，并且具有很强的传染性。

如果不接受治疗，预估艾滋病患者只可以活 3 年。

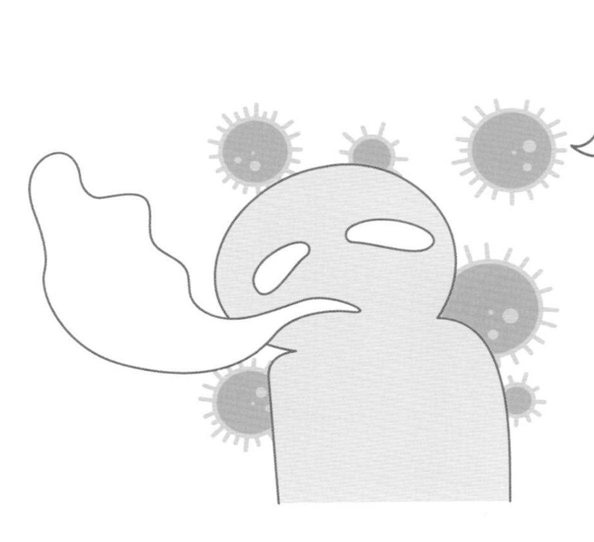


当 HIV 感染者 $CD4^{+}T$ 淋巴细胞计数 <200 个 / 微升或发生某些机会性感染时，即可诊断为艾滋病期。

艾滋病期可出现以下症状。

●皮疹、寒战、淋巴结肿大、口腔溃疡、发热、胃痛、恶心、呕吐、腹泻和体重减轻。

●其他感染，包括：

肺部感染，导致呼吸困难、咯血等。

脑部感染，导致昏迷、偏瘫、语言障碍等。

眼部感染，导致视觉问题。

真菌感染，可导致疼痛和凸起的白色斑块、食管炎、肠炎等。

●肿瘤，卡波西肉瘤、淋巴瘤等。

…………

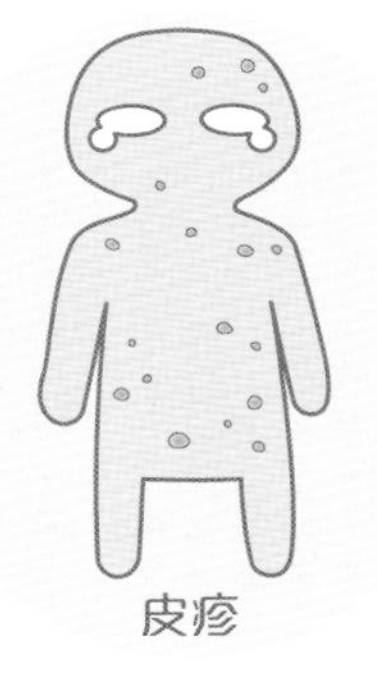

皮疹

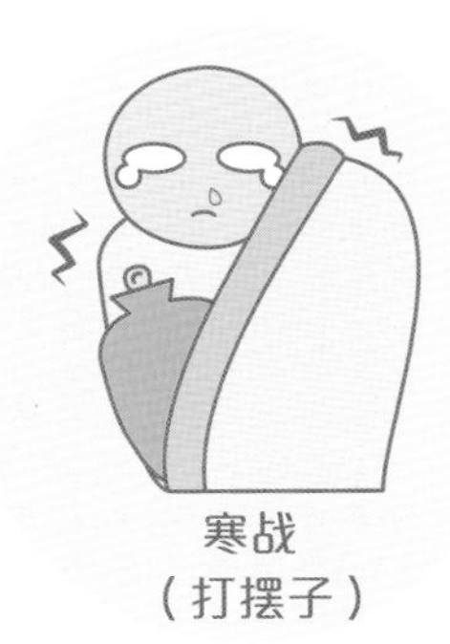

寒战
（打摆子）

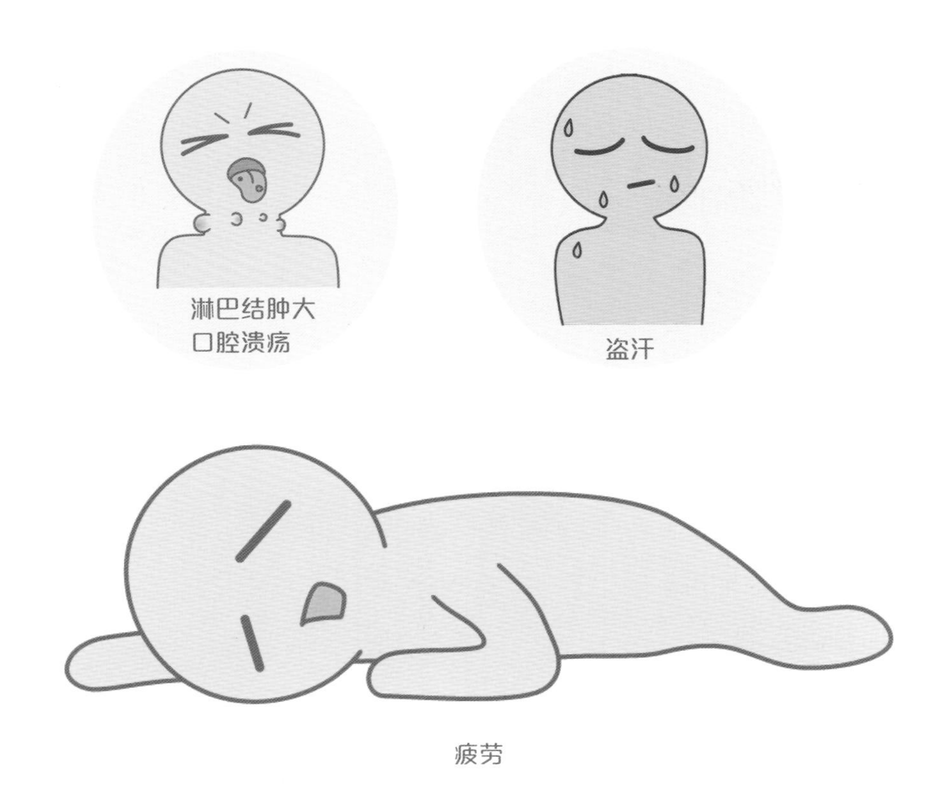


随着我国艾滋病攻坚项目的开展，对高危人群全面筛查工作的不断推进，艾滋病的发现和治疗情况在部分地区有所进展。但是，全国艾滋病患者仍然存在晚发现的问题，也就是说感染者被查出来的时候已经发病了。加强艾滋病防治的宣传力度，能够提高公众的主动筛查率，争取早发现的感染者越来越多、晚发现的感染者越来越少。

**敲黑板：**

如果在 HIV 暴露或有高危行为后有这些症状，又非常担心感染 HIV，最明智的办法，就是尽快前往正规医疗机构进行 HIV 感染的相关检测！

最近又发热又腹泻，太累了……
医生，我朋友是不是没救了？
啥子没救了哦！不要自己吓自己！
HIV 检测

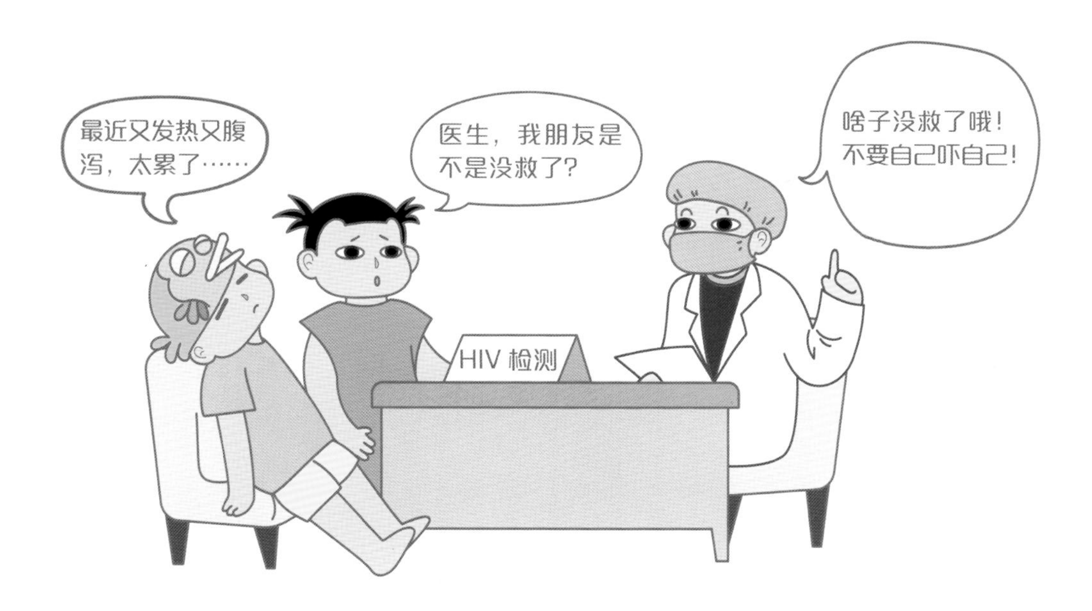

如果您有这些症状，又没有 HIV 患者接触史，千万不要因为害怕是感染了 HIV 而不敢去看医生，因为其他疾病也可能会出现类似的症状哦！

## 二、艾滋病发病机制及传播途径

1. 发病机制

HIV 通过摧毁人体的免疫系统，导致细菌、病毒、真菌、原虫等乘虚而入，最后人体出现机会性感染或肿瘤，甚至死亡。

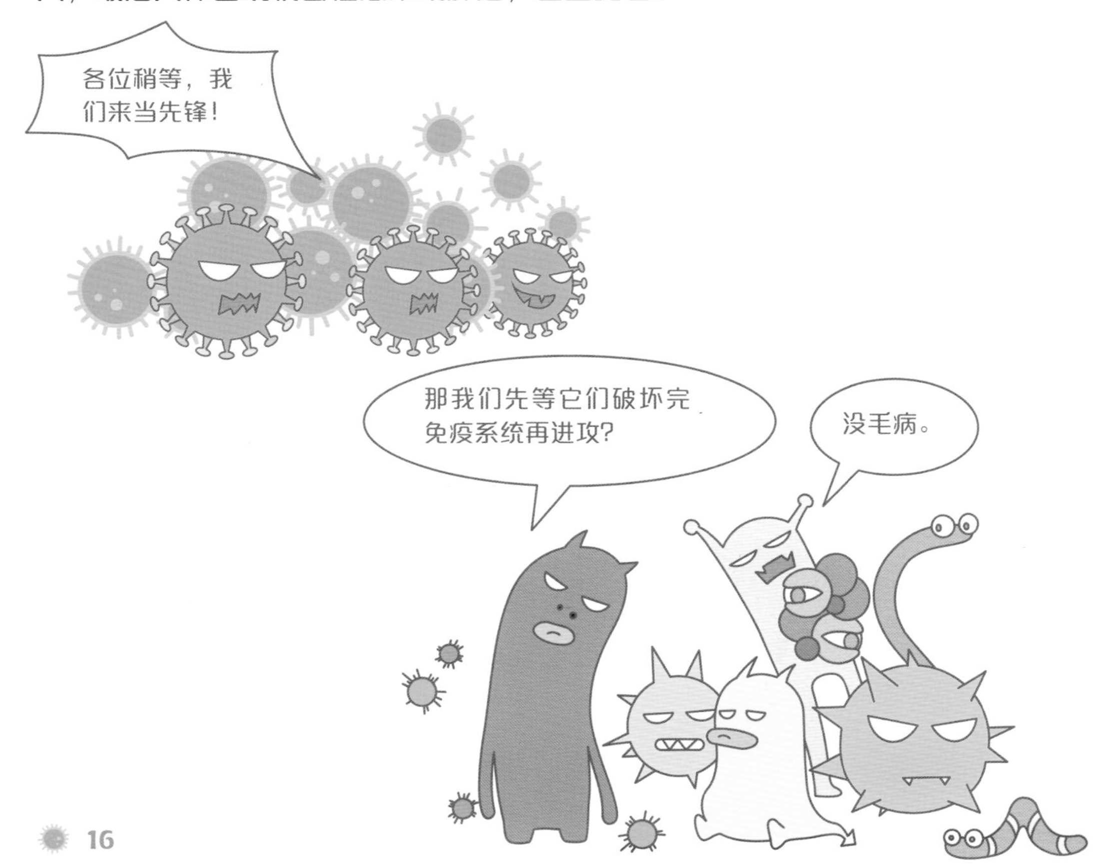

人体免疫包括非特异性免疫和特异性免疫，非特异性免疫主要靠巨噬细胞作为常备军来消灭外来的病原微生物，但它的攻击力一般，遇到真正强大的病原微生物，它也只好乖乖投降了。

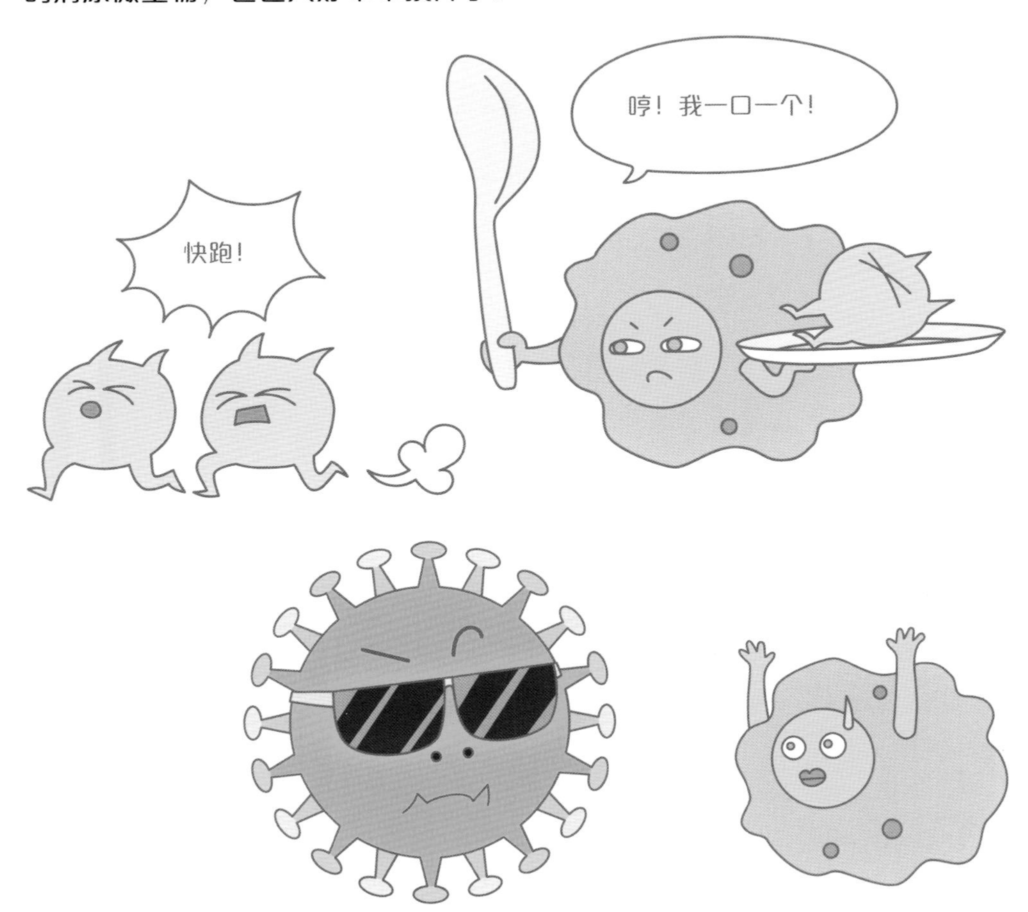

特异性免疫主要靠经过训练的免疫细胞，包括 B 淋巴细胞和 T 淋巴细胞。B 淋巴细胞的主要功能是提呈可溶性抗原，产生抗体，产生细胞因子参与免疫调节；T 淋巴细胞在外周免疫器官与抗原接触后，最终分化为具有不同功能的效应 T 淋巴细胞亚群、调节性 T 淋巴细胞或记忆 T 淋巴细胞。

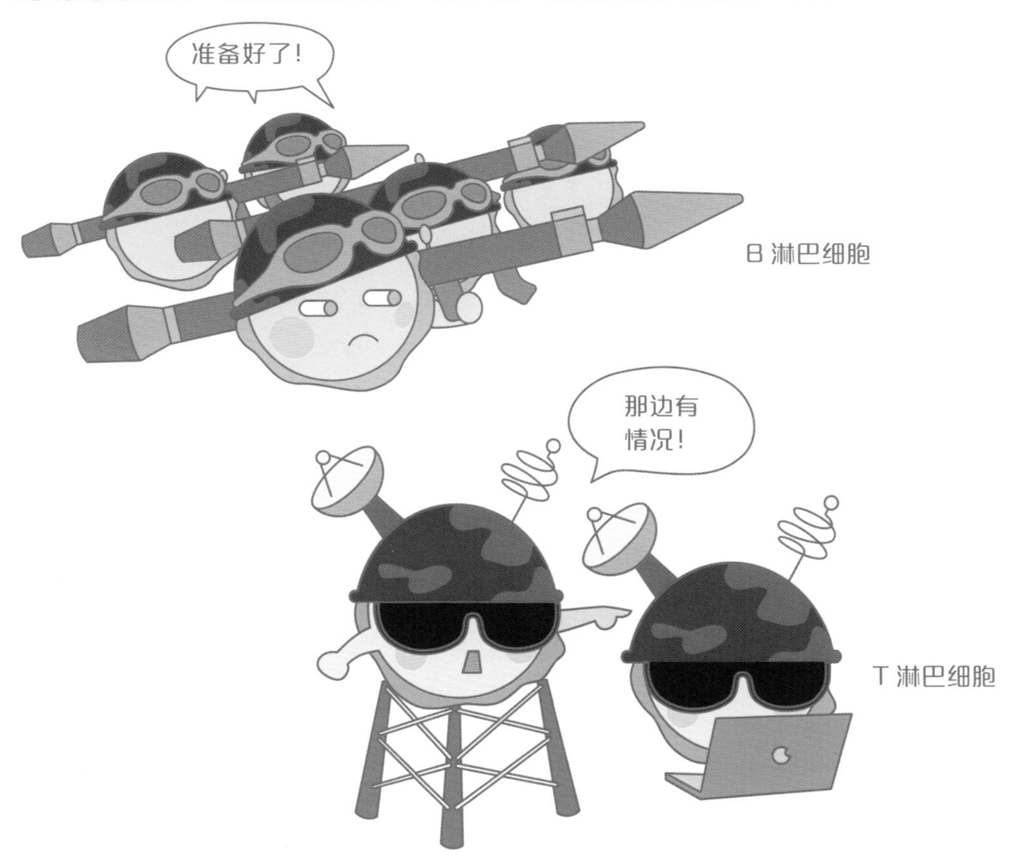

来看看让人闻风丧胆的 HIV，HIV 进入人体后，先通过“外套”上的蛋白质触角与 T 淋巴细胞结合，再进入 T 淋巴细胞并不断繁殖。

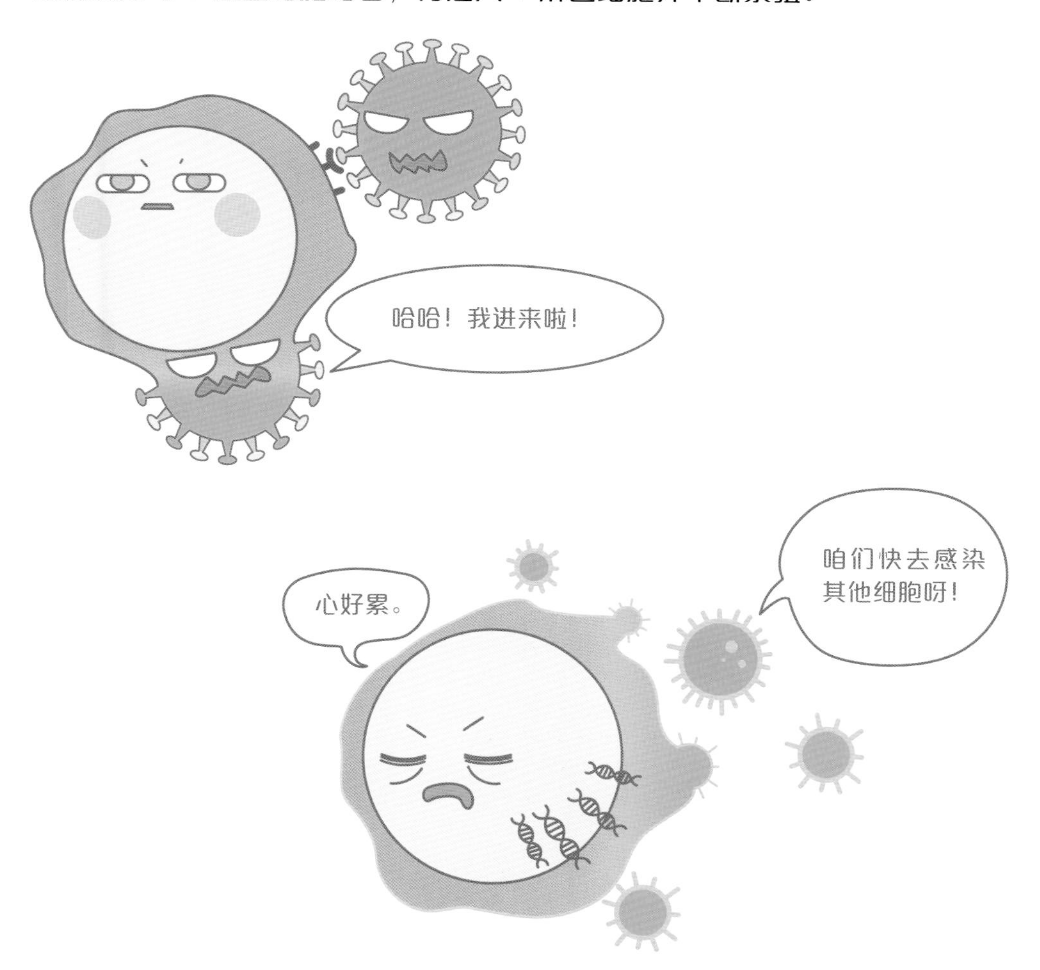

最后摧毁 T 淋巴细胞的监控能力，导致 B 淋巴细胞像被蒙了双眼的武林高手一样，不能针对性合成“大杀器”，消灭 HIV。

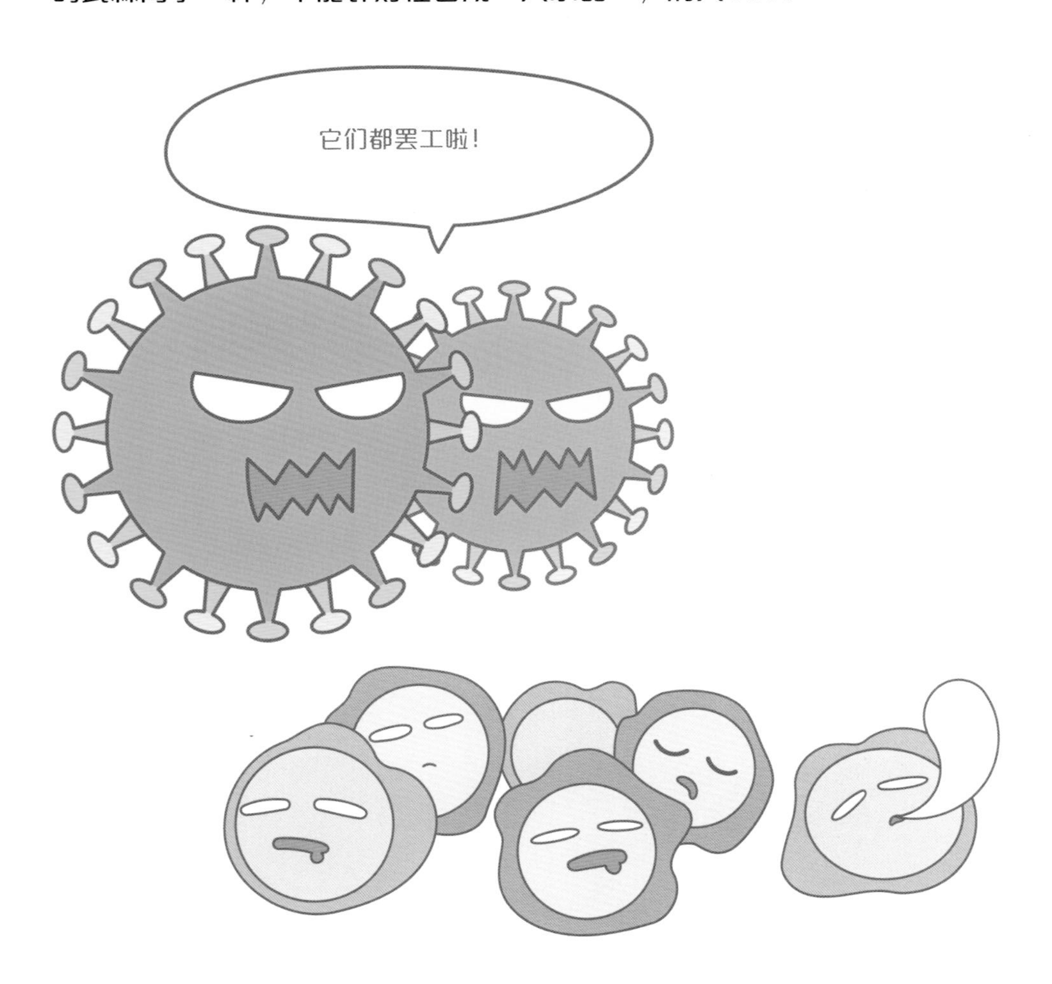

这个时候只要稍微有点战斗力的病原微生物都能把 HIV 感染者“击倒”。

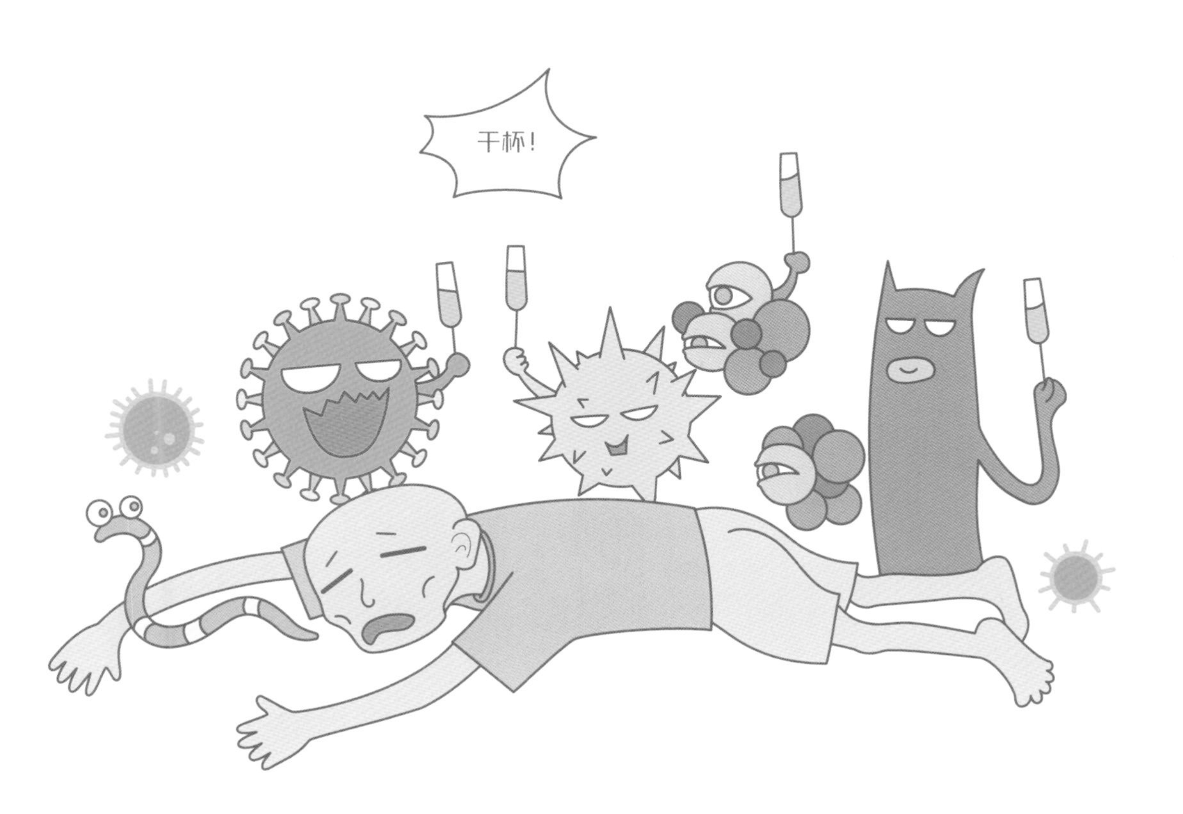

2. 传播途径

(1) 血液传播

输入 HIV 感染者血液、血液成分

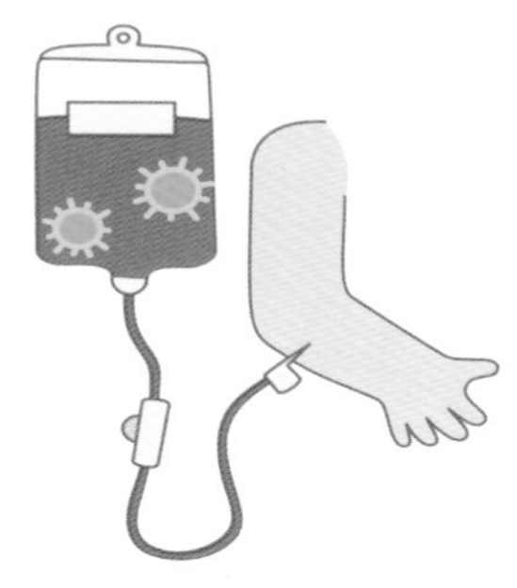

与 HIV 感染者共用针具

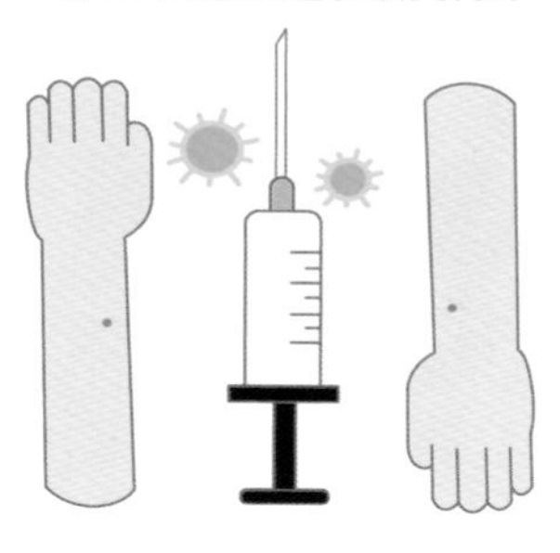

与 HIV 感染者共用剃须刀、牙刷

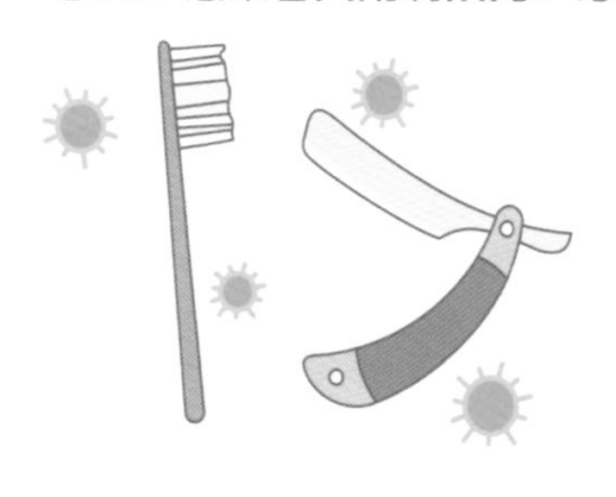

移植 HIV 感染者的组织器官

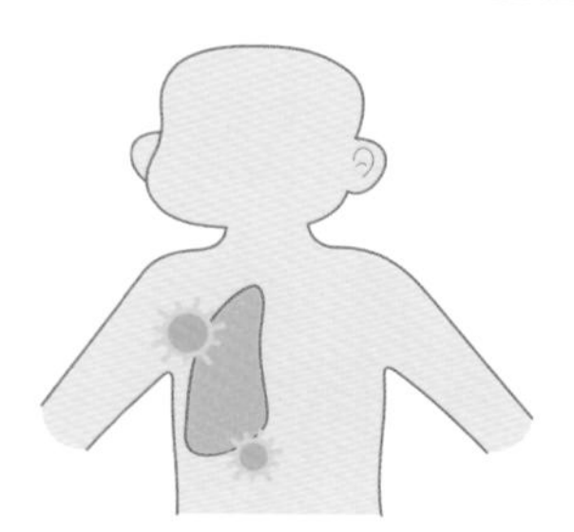

与 HIV 感染者共用文身用具

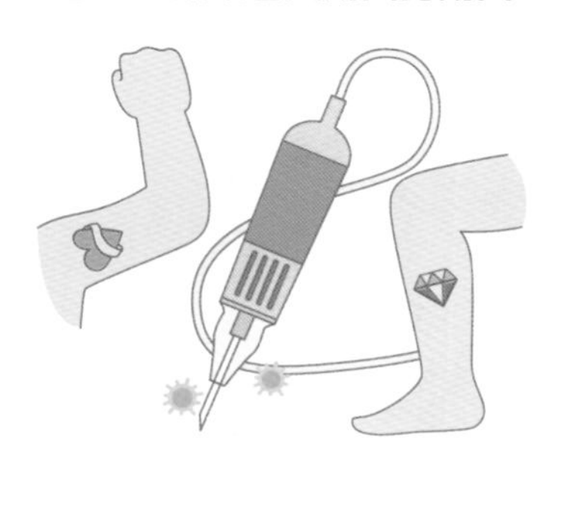

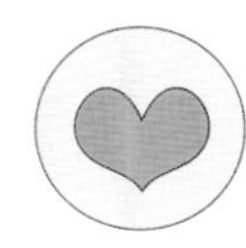

(2) 性传播

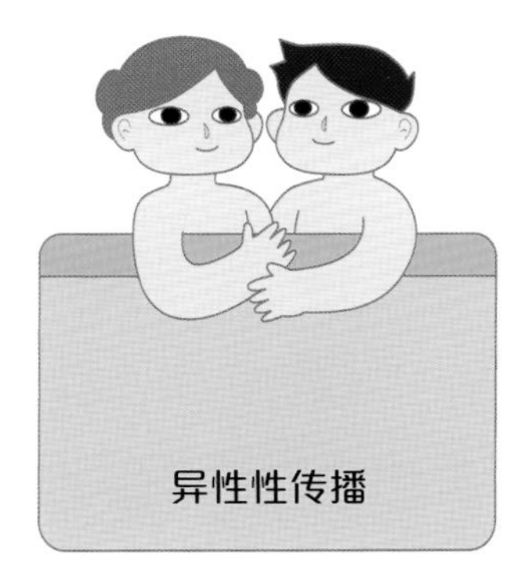


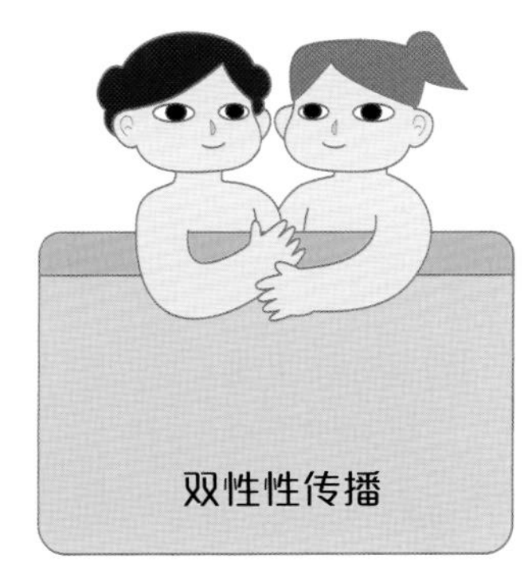


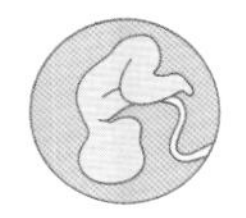

(3) 母婴传播

宫腔内感染

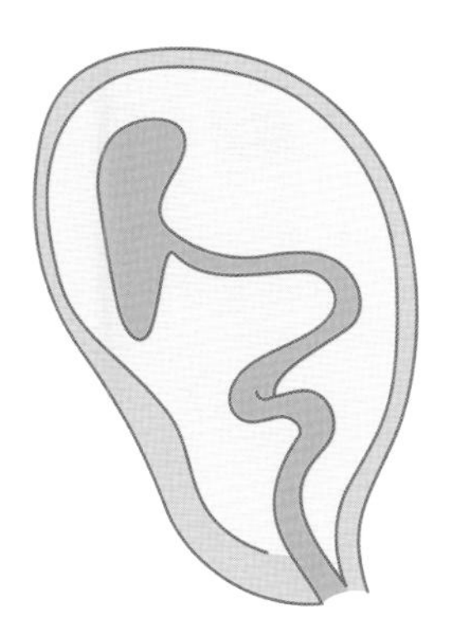

通过产道传播

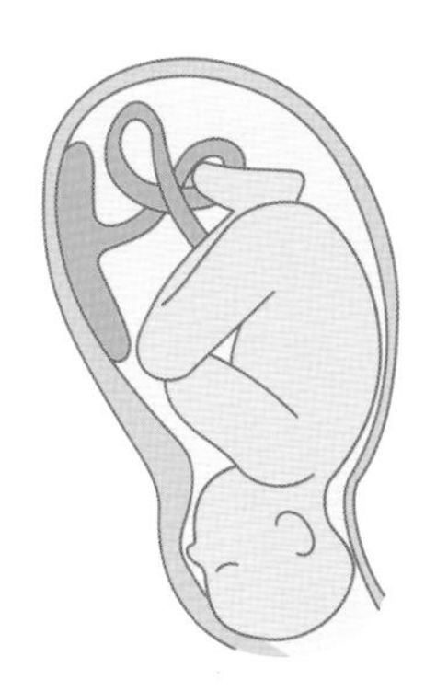

通过母乳传播

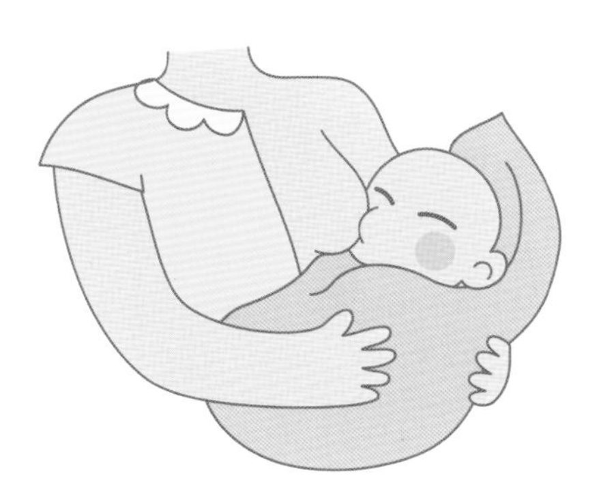

## 三、艾滋病检测及诊断

1. 传统概念

根据世界卫生组织（WHO）的介绍，诊断 HIV 感染最常用的指标是 HIV 抗体。HIV 抗体确证试验阳性即可诊断为 HIV 感染。

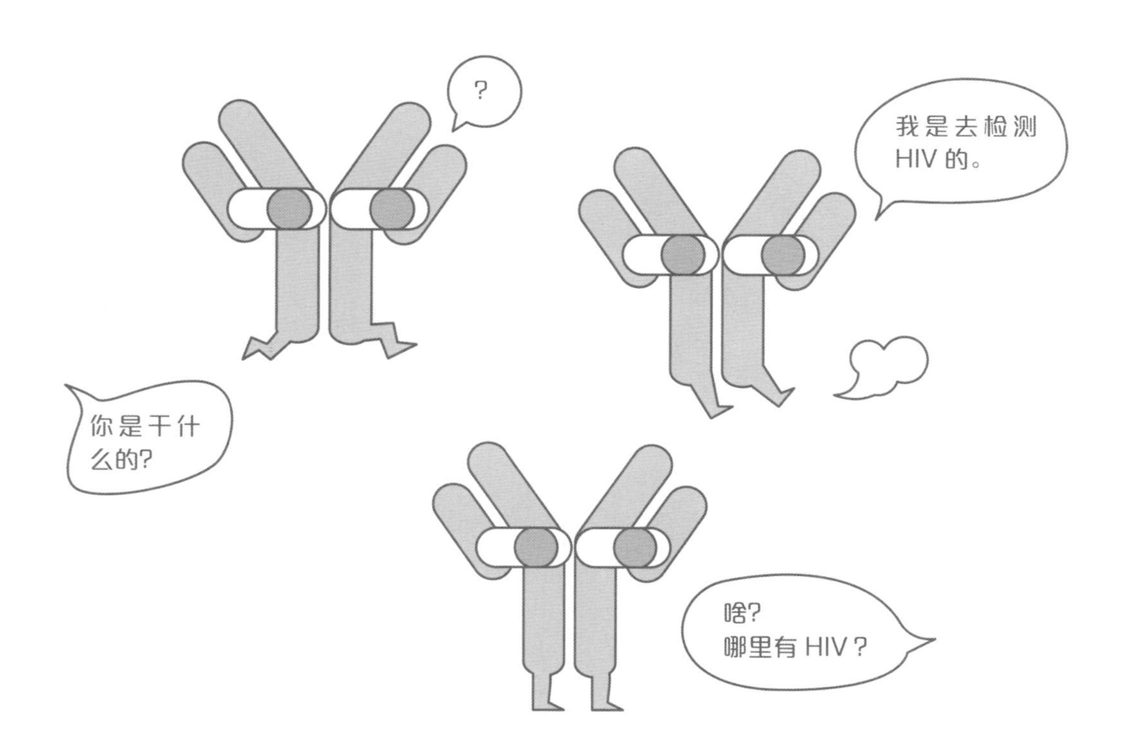

2. 新概念

根据中华人民共和国卫生行业标准 WS 293—2019《艾滋病和艾滋病病毒感染诊断》，HIV 抗体确证试验阳性、核酸定性试验阳性或者 HIV RNA>5 000 拷贝 / 毫升可作为诊断 HIV 感染的依据。

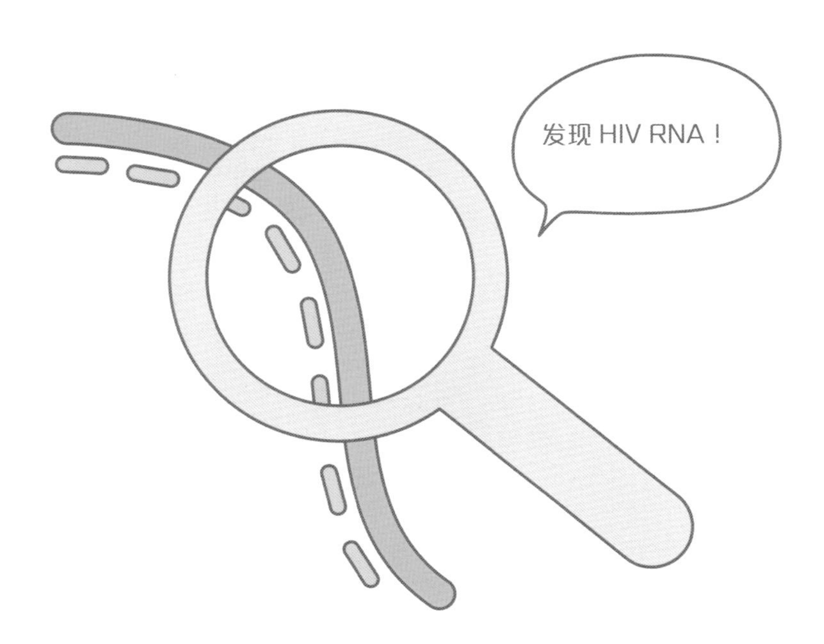

常用的艾滋病检测方法如下。

1.HIV 抗体检测

用于检测 HIV 抗体的传统方法是酶联免疫吸附试验，其发展经历了3 个阶段。

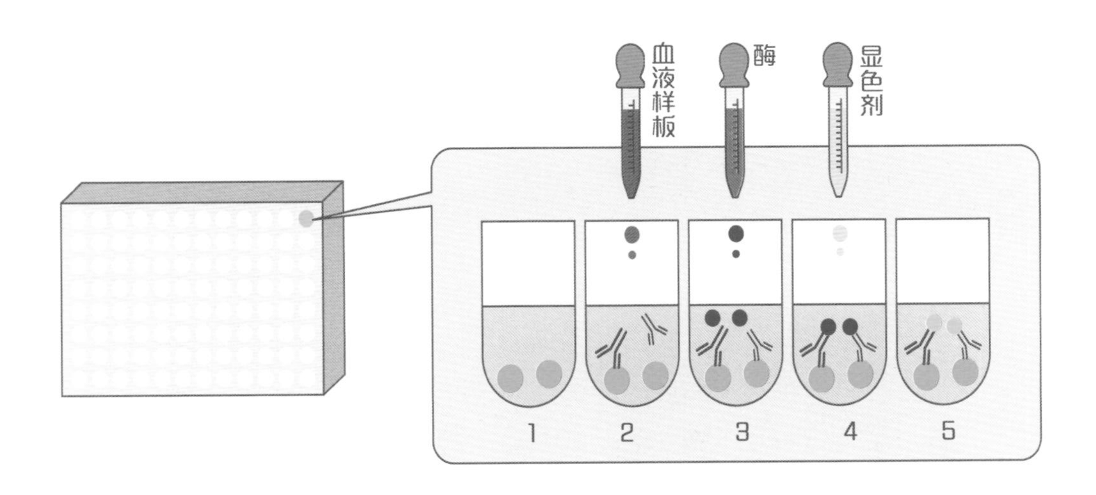

以下是 HIV 抗体检测原理示意图。

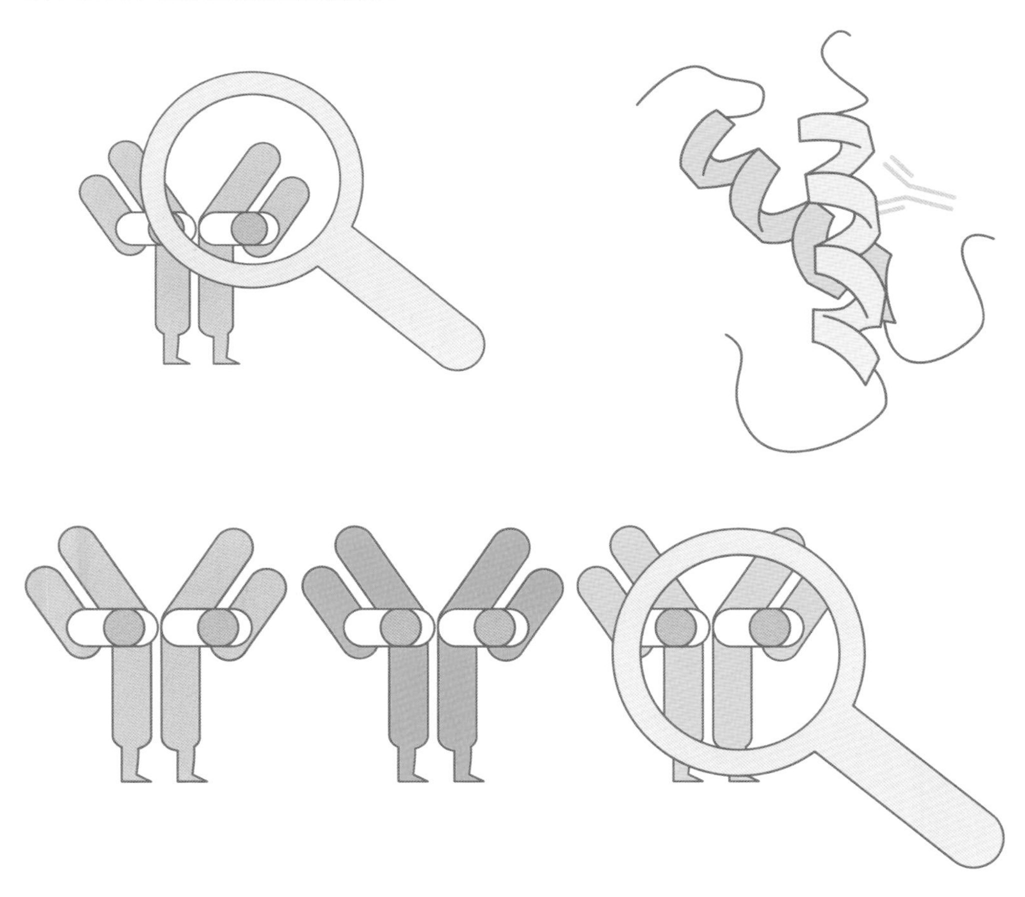

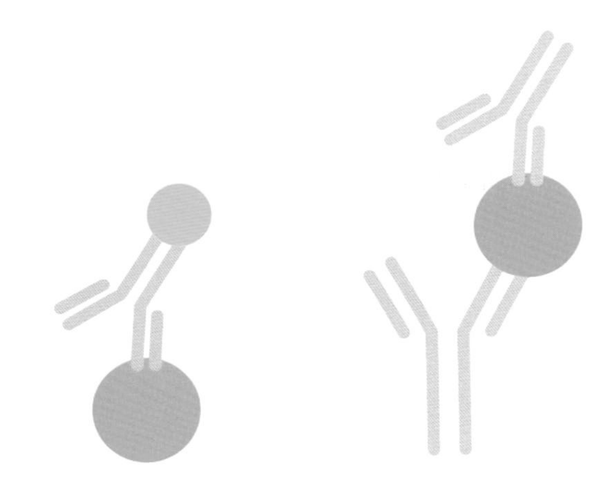

如果HIV抗原/抗体筛查结果有阳性反应，需要进一步做补充试验（包括HIV抗体确证试验和HIV核酸检测），通常采用HIV抗体确证试验。

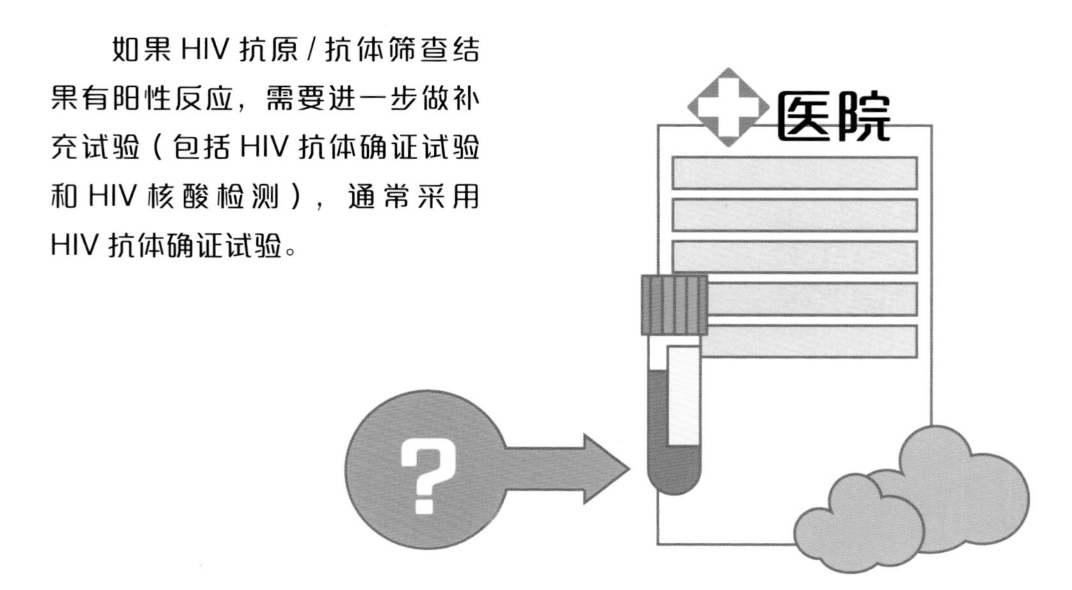

2. HIV 核酸检测

HIV 核酸检测主要包括 HIV 病毒载量检测和 HIV 定性检测。

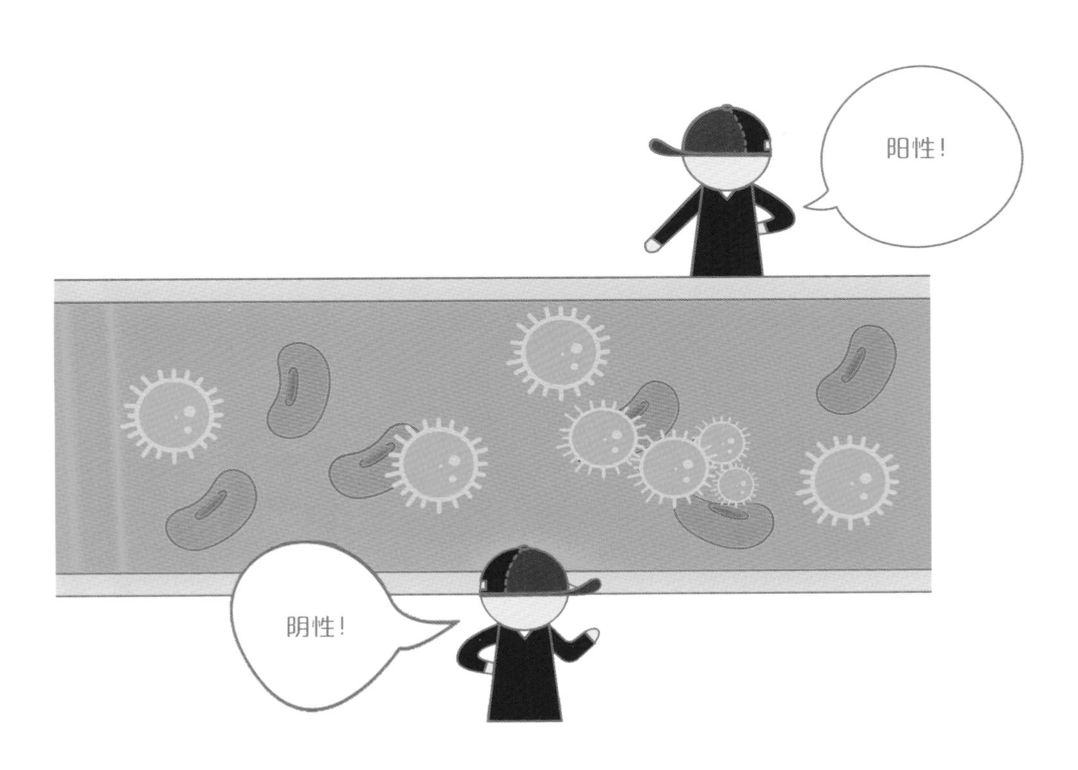

HIV 病毒载量检测长期用于抗逆转录病毒治疗效果和疾病进展的监测，现在也可用于感染诊断。

抗体检测阴性是不是就没有风险了?
是的，但是在极少数情况下，还需要随访监测。

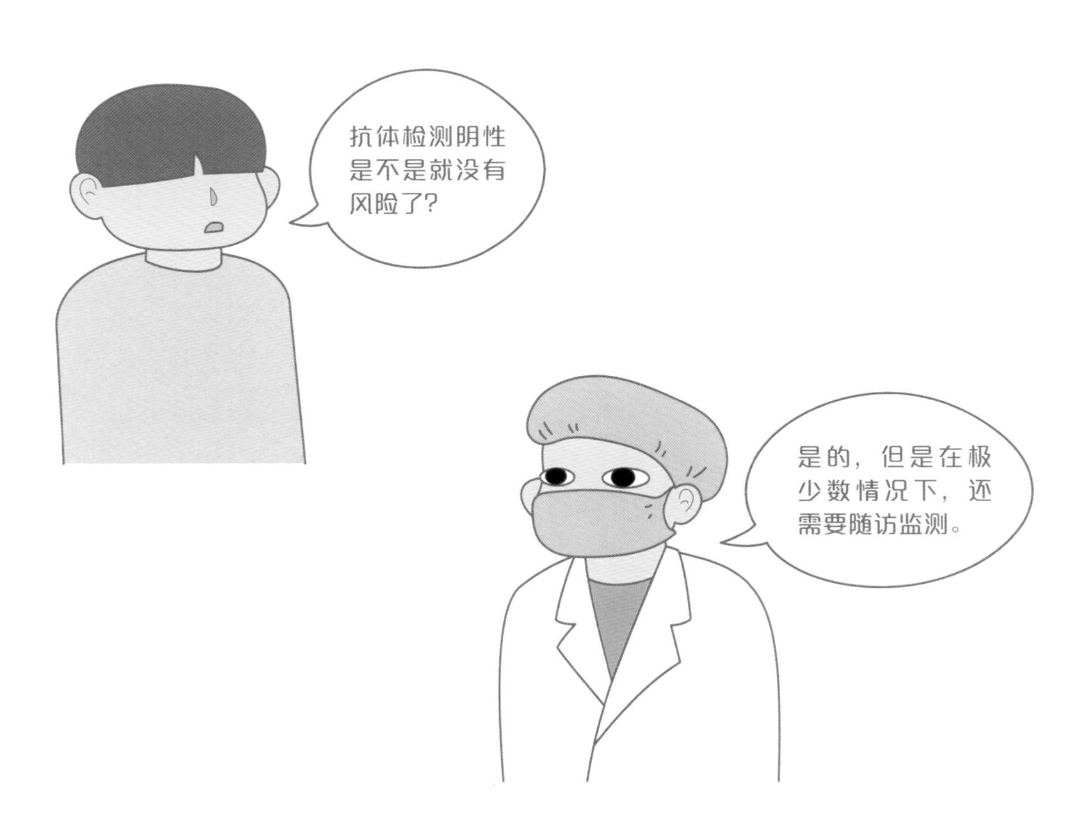

检测注意事项如下。

1. 选择检测时机

发生高危行为后，2 周内可检测高精度 HIV RNA，这样有利于早发现；2~4 周可检测 HIV 抗体。近年来，国家药品监督管理局批准了我国的第一个 HIV 感染自我检测试剂，即 HIV-1 尿液抗体检测试剂。

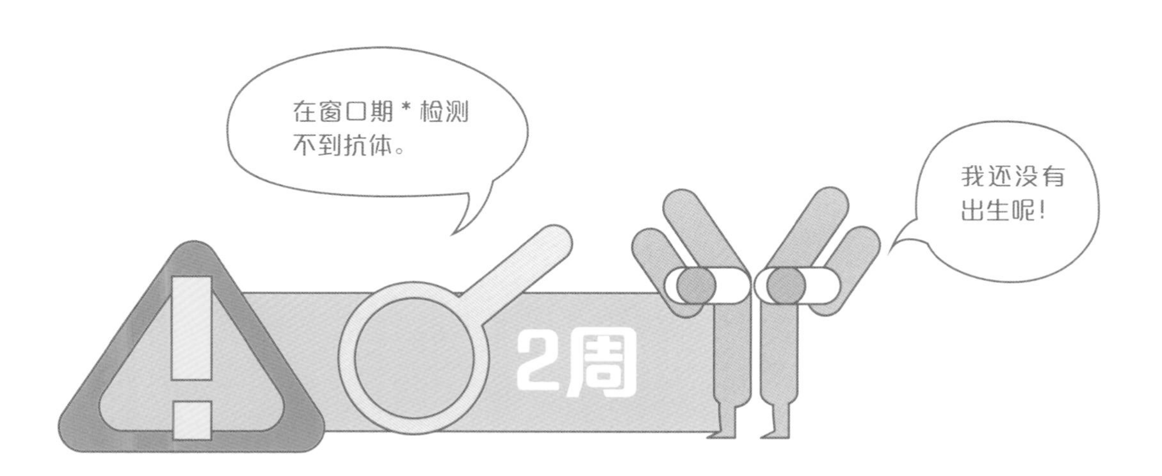


* 窗口期：指从人体感染病毒到血清特异性抗体阳转的时间。

2. 解读检测结果

暴露后查一次 HIV 抗体阴性就万事大吉了吗？ No! 即使结果为阴性，也仍需要随访 6 个月（从暴露之日算起）。HIV 感染者在窗口期内已有传染性，因此要注意防护，避免传染他人。

2 周
6 个月
趁着抗体还没有出生，我们赶快传播起来!

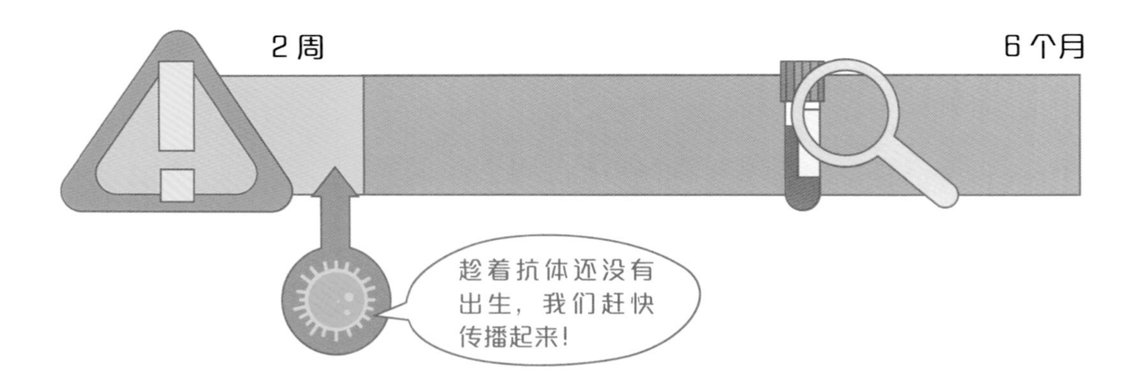

3. 解除 HIV 感染恐慌

不少人发生过高危行为后，会陷入长久的恐慌之中。他们关心的是：如果 HIV 抗体检测结果一直为阴性，需要多久才能排除 HIV 感染？此时要考虑个体差异，绝大多数人（99.99% 以上）在发生末次高危行为 3 个月后，如果检测结果还是阴性，就可以排除 HIV 感染。但总有人担心自己是特殊的极少数人。

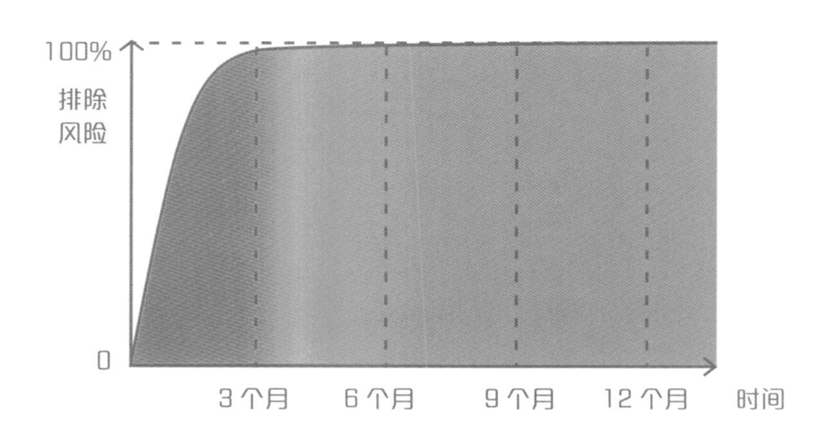

临床常规 HIV 筛查流程：

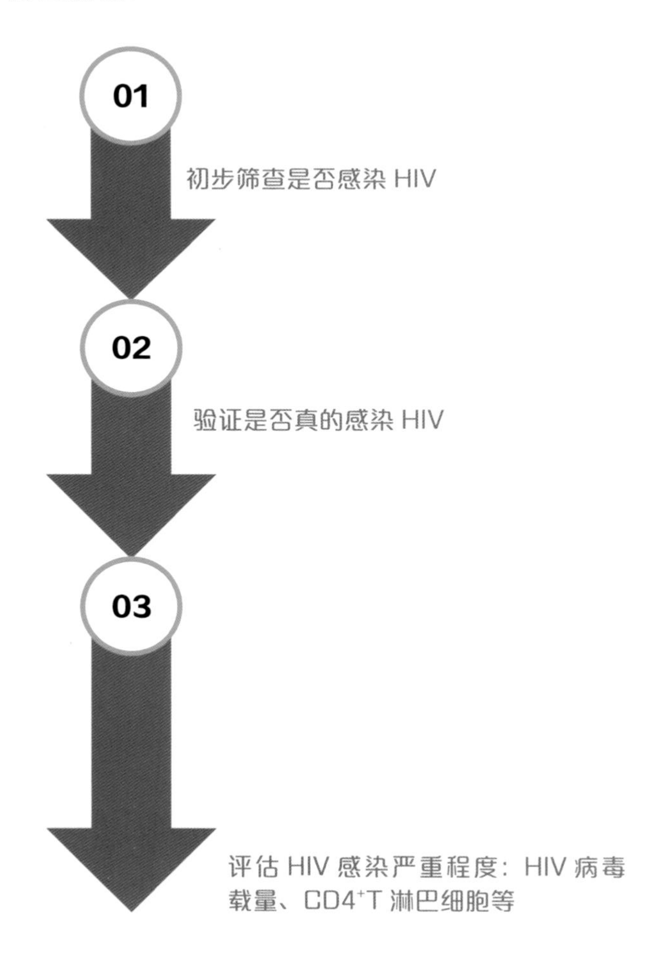

## 四、艾滋病的流行趋势及防控

### 1. 艾滋病的流行趋势

1981 年，美国首次报道了艾滋病病例。HIV 感染人数虽然最初比较少，但在近 30 年急剧增加，已造成 3 500 多万人死亡，与 20 世纪初的流感大流行和 14 世纪的黑死病死亡人数不相上下。该病对文化、人口、经济乃至政治的不良影响几乎见于全球每个地区。

35 000 000+

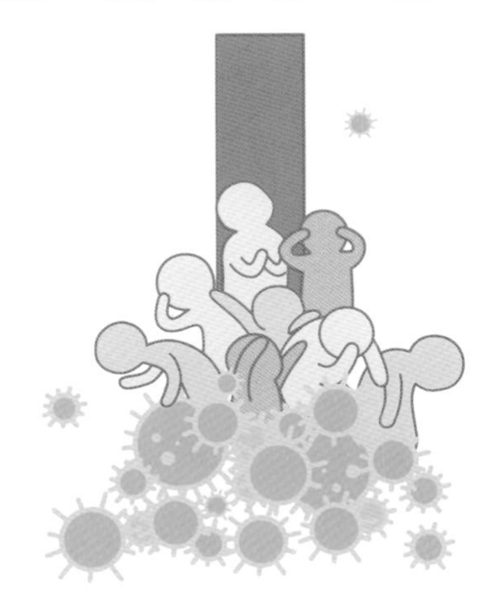

但是，随着抗逆转录病毒治疗的进展，目前 HIV 感染并非绝症。只要按照正规的防治方法处理，是完全可防可控的哦！

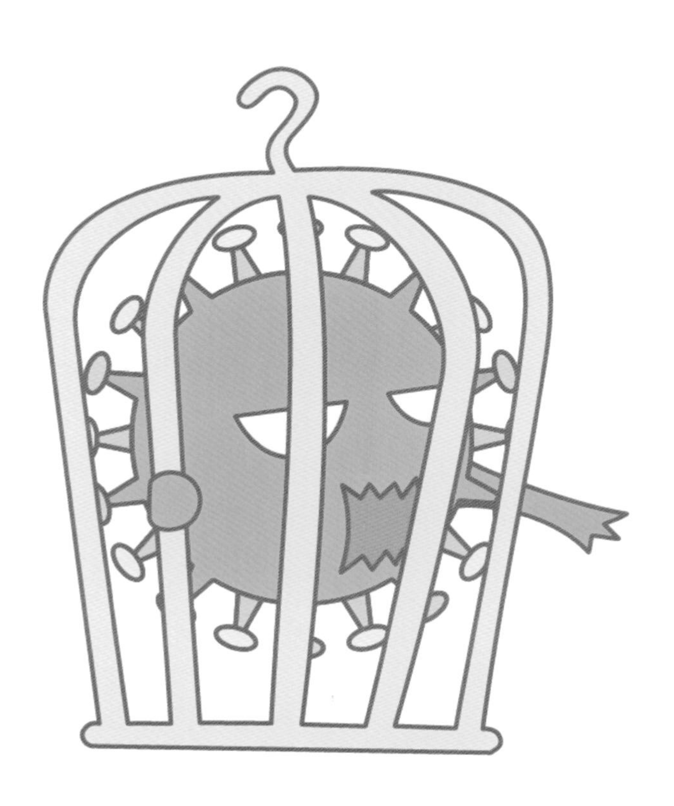

2. 艾滋病传播途径与防控措施

(1) 传播途径

艾滋病主要传播方式：血液传播、性传播、母婴传播。异性性传播是HIV 感染流行的主要原因，但是同性性传播趋势也日益明显。

对于所有传播方式，HIV 感染者的病毒载量越高，传播的风险就越大。

怎么这么挤?
快想办法感染别的人类，让我们 HIV 开拓新的领土呀!

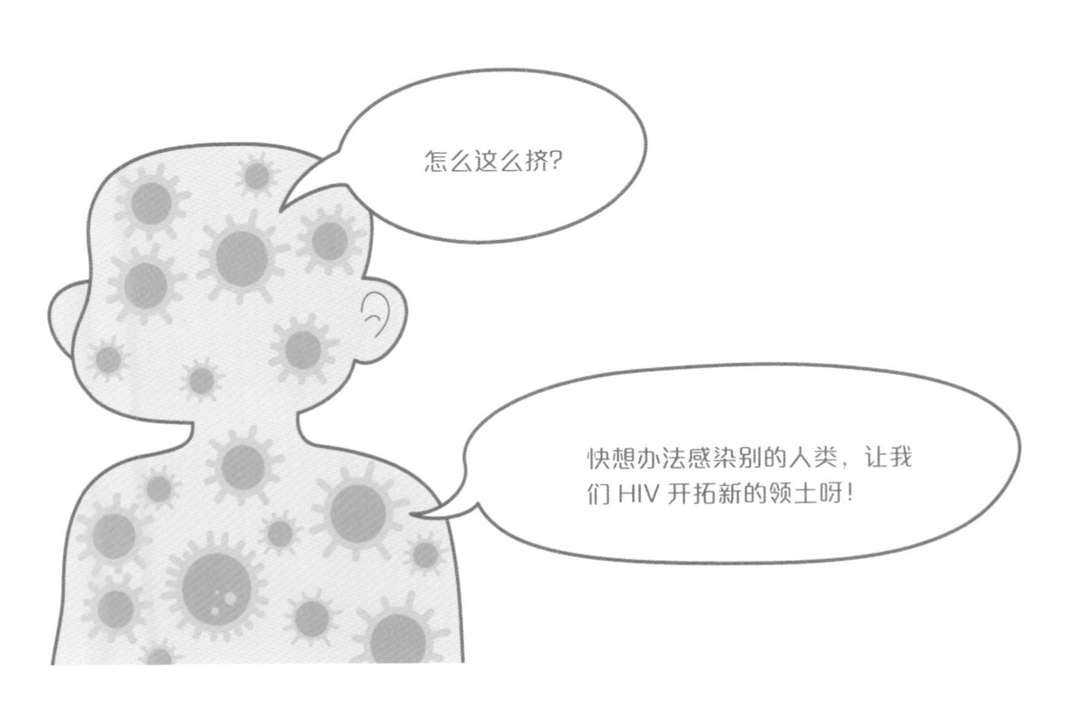

（2）防控措施

必须了解 HIV 感染的危险因素才能成功采取有效预防策略，而这些策略应包含日常行为和生物医学的干预措施，所以我们提倡固定性伴侣！

①避免不洁性行为

使用避孕套——无论男男同性还是男女异性性行为，坚持使用避孕套可有效降低 HIV 经性传播和获得的风险。

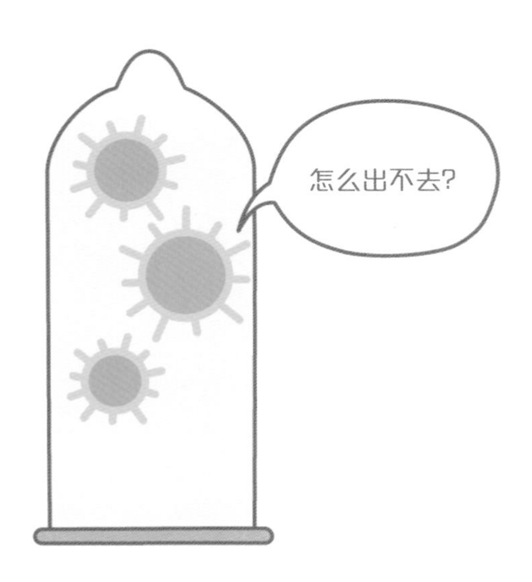

如果发生无保护性行为……

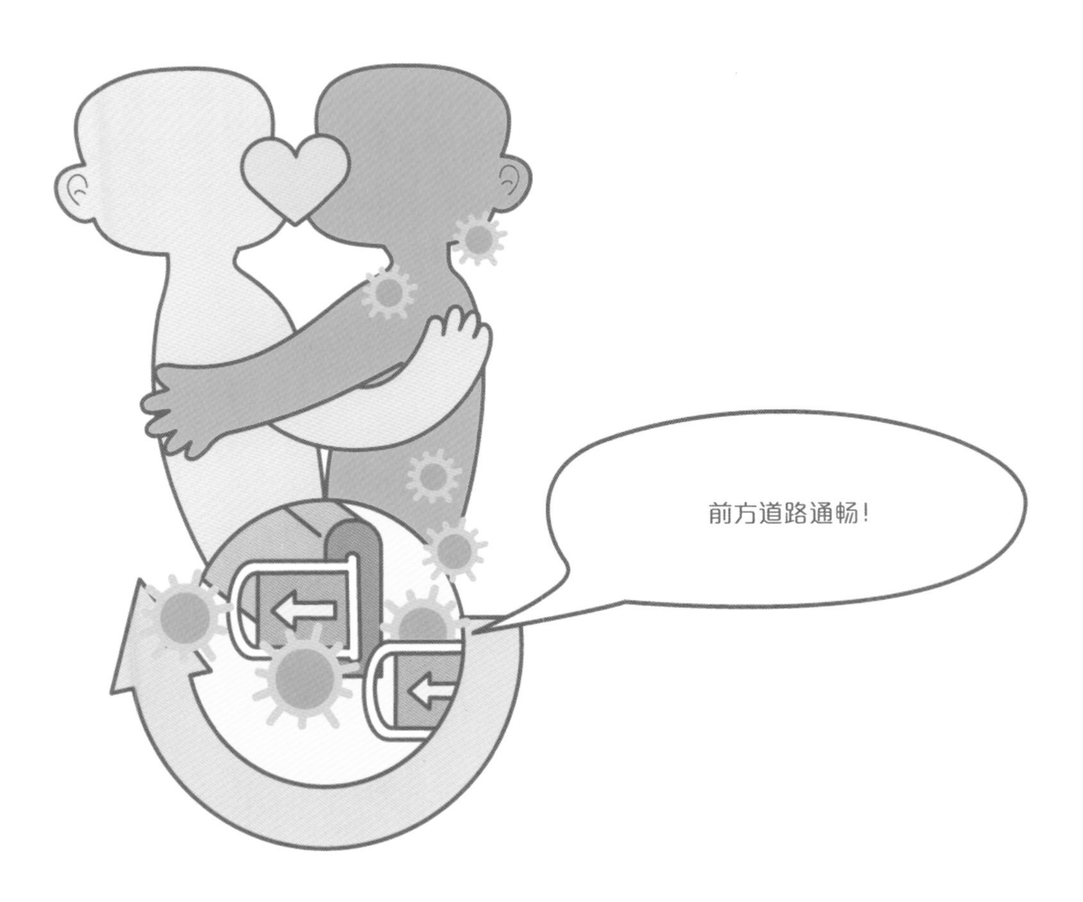

②暴露后预防

HIV 暴露后处理的一般原则——疑似 HIV 暴露后应到专业医疗机构咨询、评估，以决定是否使用抗逆转录病毒治疗（ART）来进行非职业暴露后预防（nPEP），以降低 HIV 感染风险。

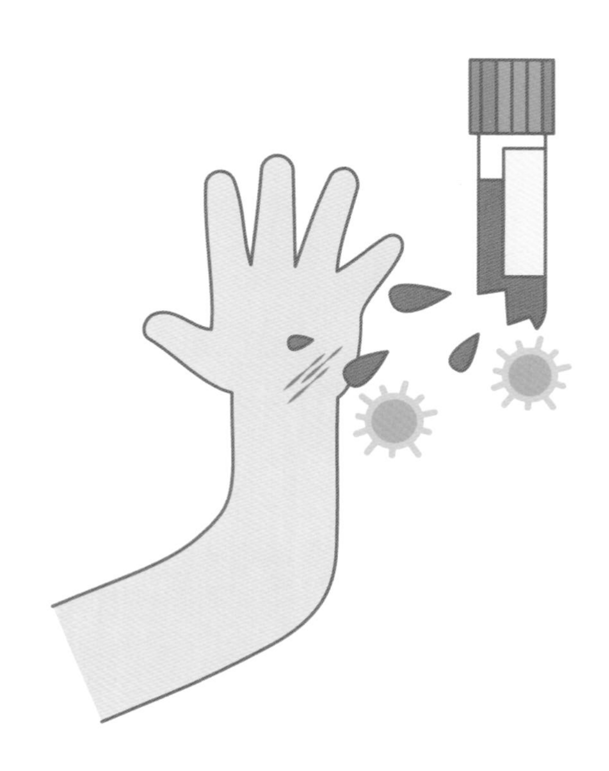

HIV 暴露后预防的时机：

应该什么时候开始nPEP?
应在暴露后72小时内尽快实施，但24小时内效果最佳（黄金24小时）。
咨询

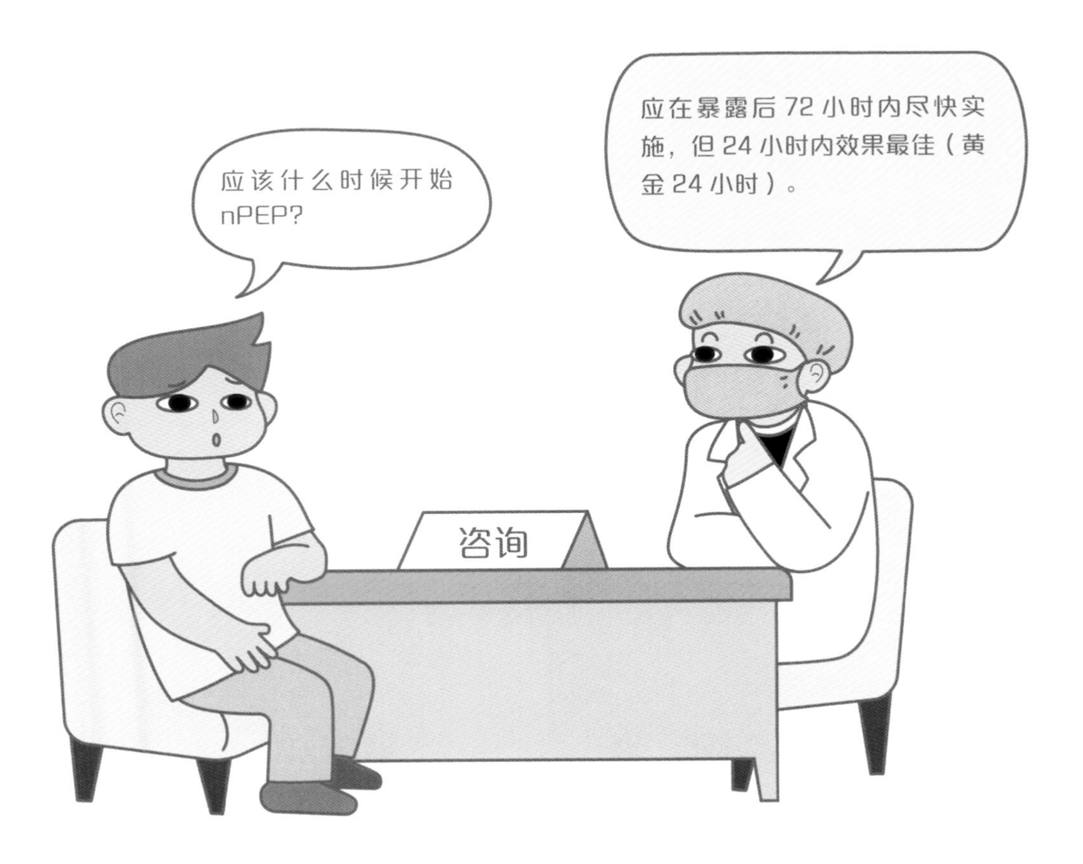

③暴露前预防（PrEP）

对于有婚外性行为、同性性行为，或者有多个性伴侣，或者伴侣已经确诊 HIV 感染且性交时很少使用避孕套，或经常共用注射设备注射吸毒，可考虑 PrEP，以降低后续感染 HIV 的风险。

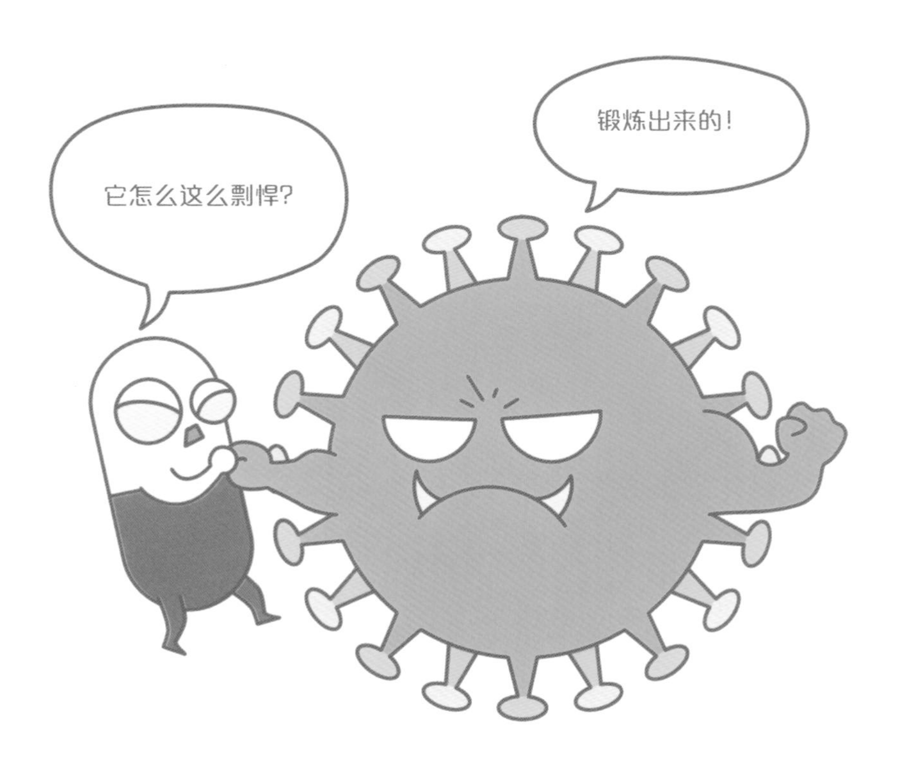

④阻断母婴传播

HIV 母婴传播（MTCT）发生在孕期、围产期和产后的母乳喂养期；使用抗逆转录病毒药物可显著降低母亲将 HIV 传播给宝宝的风险。

女性不幸感染了 HIV，是不是就不能生宝宝了？或者说生出来的宝宝都会感染 HIV 呢？

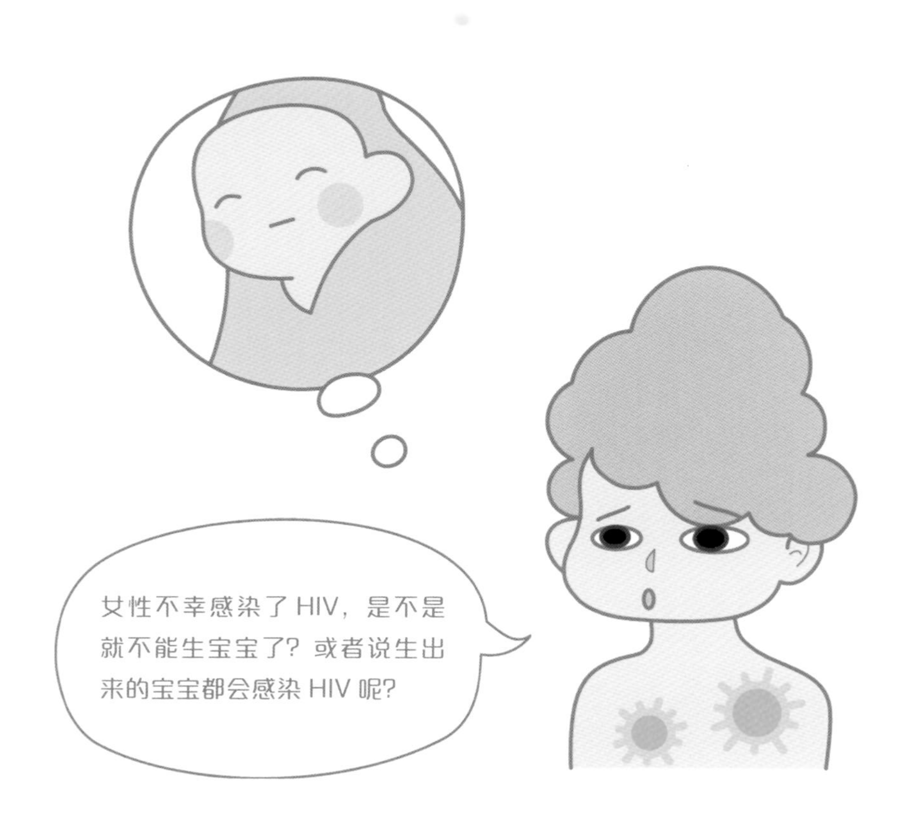

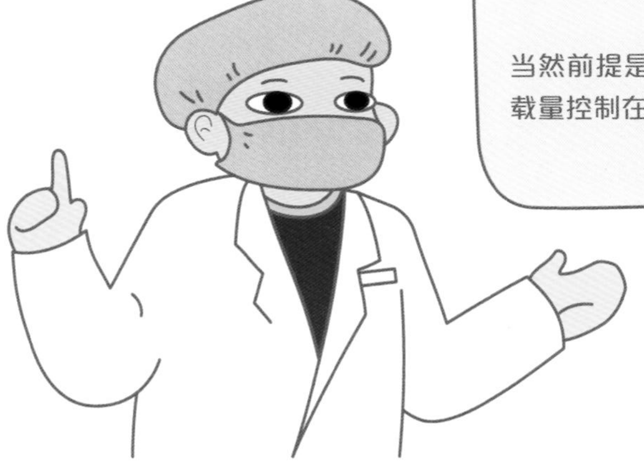
目前，随着科技的发展，治疗药物的不断更新，女性即便感染HIV，如果及时干预和处理，长期控制好病毒，也可以生下没有感染HIV的健康宝宝。

当然前提是需要女性及时筛查、治疗，将病毒载量控制在较低水平，甚至检测不到的水平。

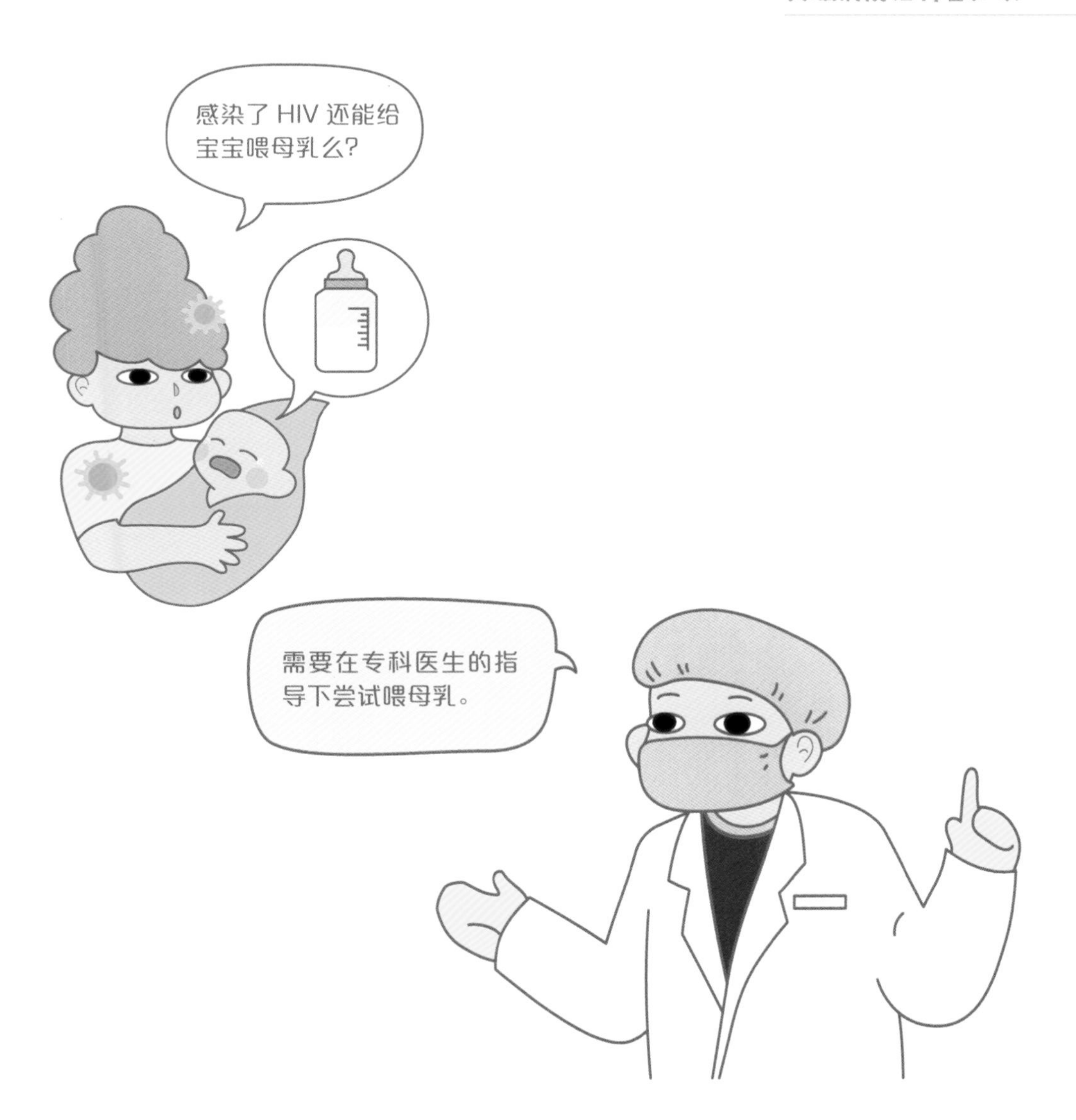
感染了 HIV 还能给宝宝喂母乳么?
需要在专科医生的指导下尝试喂母乳。

抗逆转录病毒药物显著降低了 HIV 在围产期的母婴传播风险。然而，如果在母乳喂养期间停用抗逆转录病毒药物，则 HIV 传播风险会再次升高。

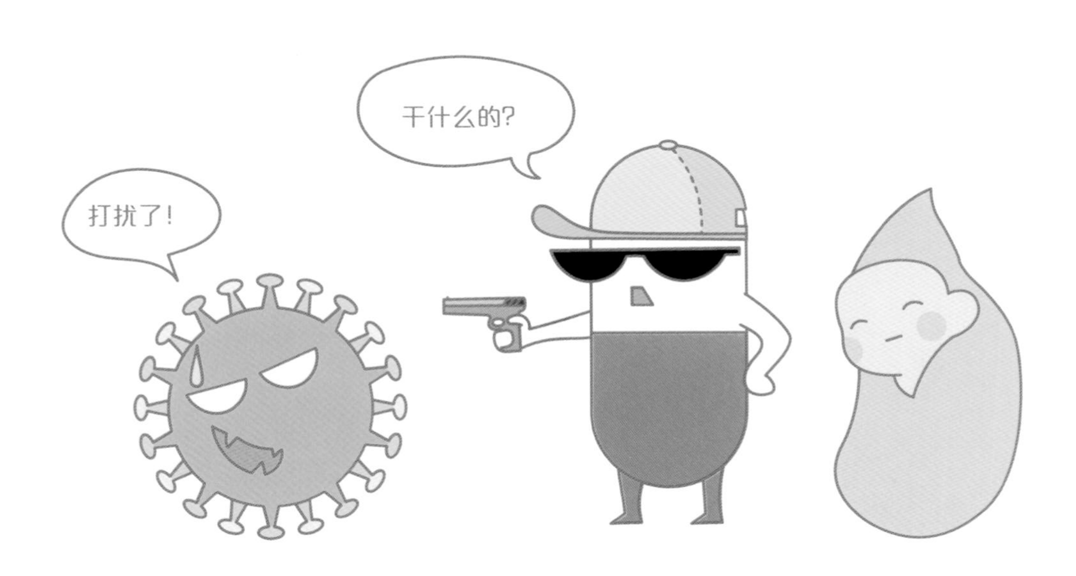

⑤献血者筛查

对献血者进行常规筛查可预防输血传播性感染，包括经输血传播的病毒感染、梅毒感染及其他感染。

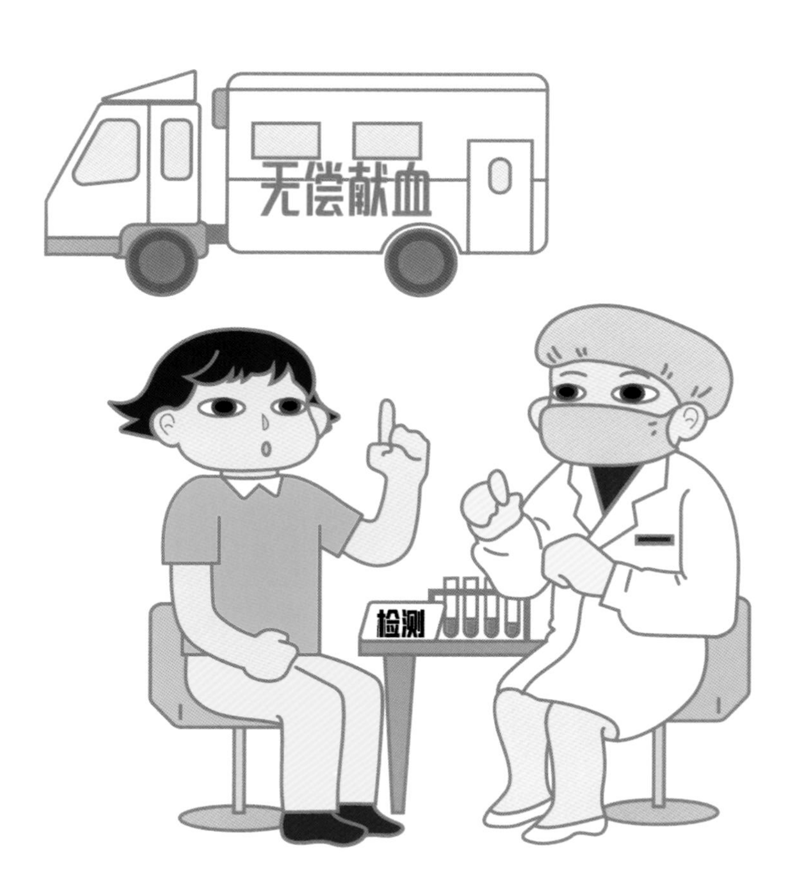

⑥吸毒者管理

●避免不洁针具；不共用针具。

●强制戒毒。

●国家严厉打击毒品交易等。

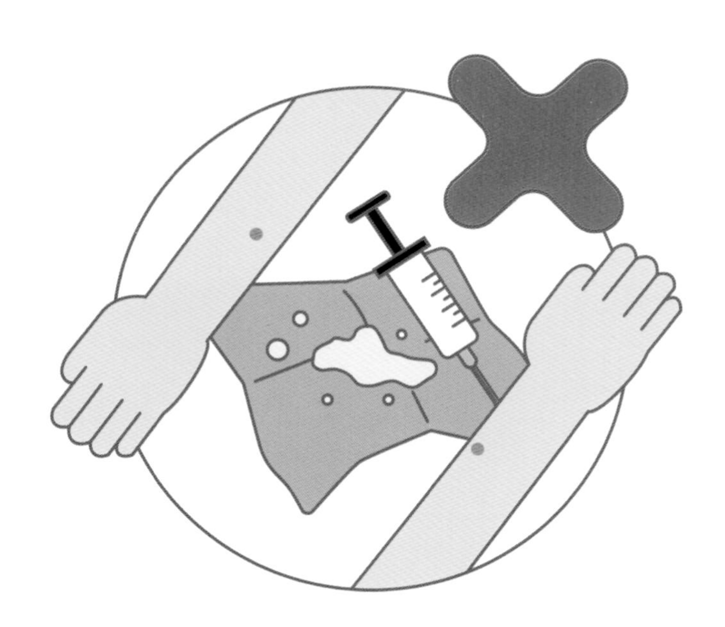

⑦早期筛查

所有的传染病，都主张早发现、早诊断、早治疗。发现越早，治疗效果越好，产生的不良反应越轻，感染者预期寿命越长，感染者及家庭经济负担越小哦。

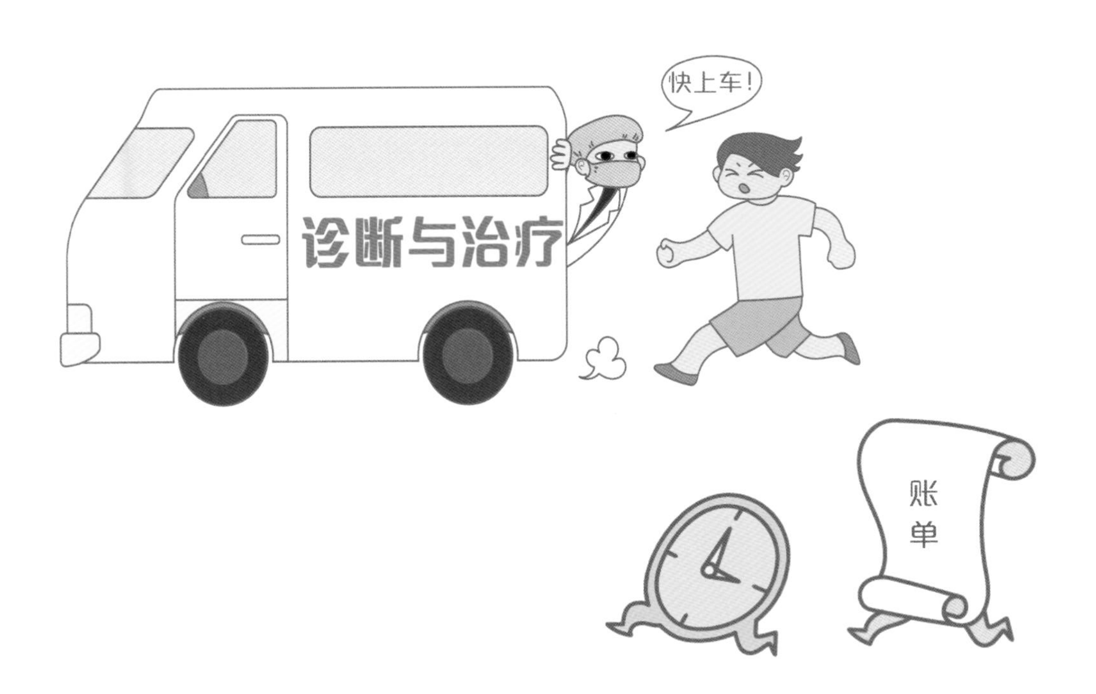

⑧定期筛查或复查

对于有高危暴露风险的人群，如有婚外性行为、多个性伴侣、吸毒等，千万不要以为筛查一次 HIV 抗体为阴性就再也不会感染了，一定要定期（3~6 个月）到医院筛查或者复查。正常交往和接触一般不会感染 HIV，如共用电话、握手、拥抱等等。

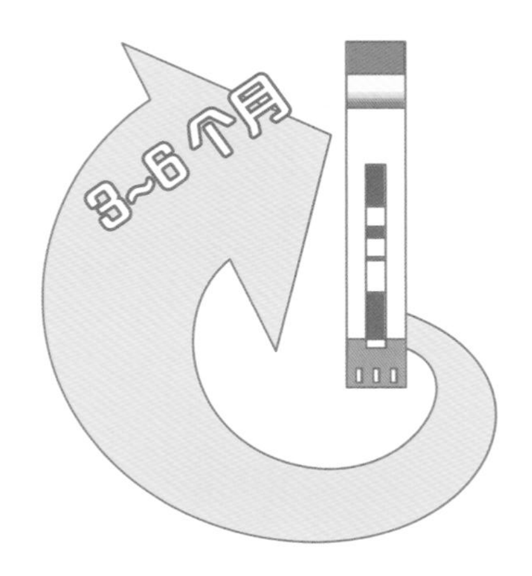


⑨尽早治疗

预防 HIV 感染者传播病毒有赖于 HIV 感染者持续参与治疗、早期开始抗逆转录病毒治疗、维持有效的治疗，以及减少行为危险因素。

## 五、艾滋病抗逆转录病毒治疗

### 1. 抗逆转录病毒药物分类

目前已获得美国食品药品监督管理局（FDA）批准的抗逆转录病毒药物共 6 大类：

- 核苷类逆转录酶抑制剂（NRTIs）
- 非核苷类逆转录酶抑制剂（NNRTIs）
- 蛋白酶抑制剂（PIs）
- 整合酶抑制剂（INSTIs）
- 融合酶抑制剂（FIs）
- 辅助受体拮抗剂（CCR5 抑制剂）

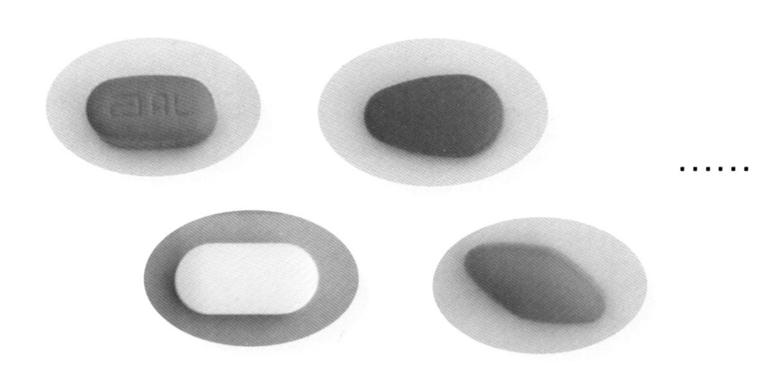

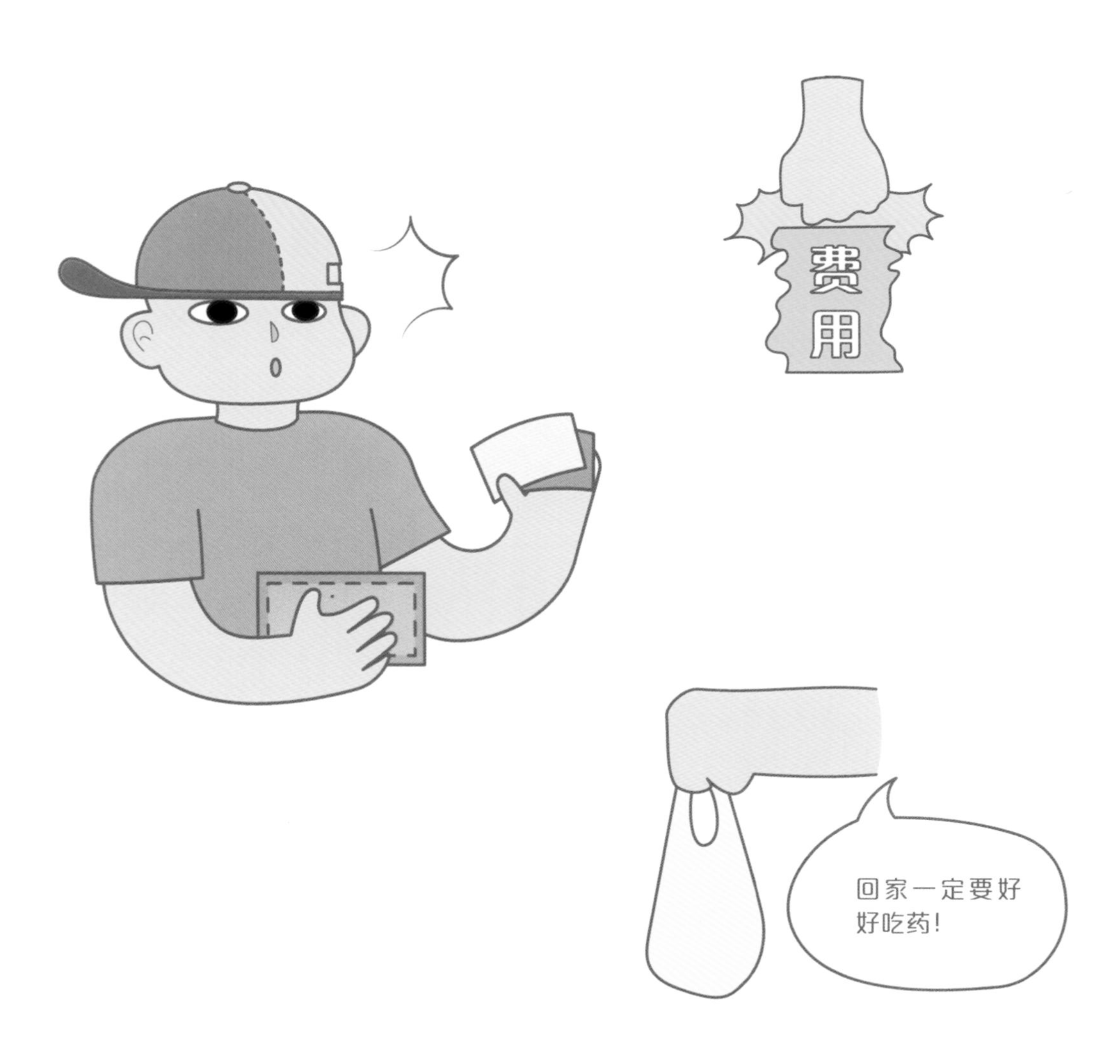
费用
回家一定要好好吃药!

三驾马车：

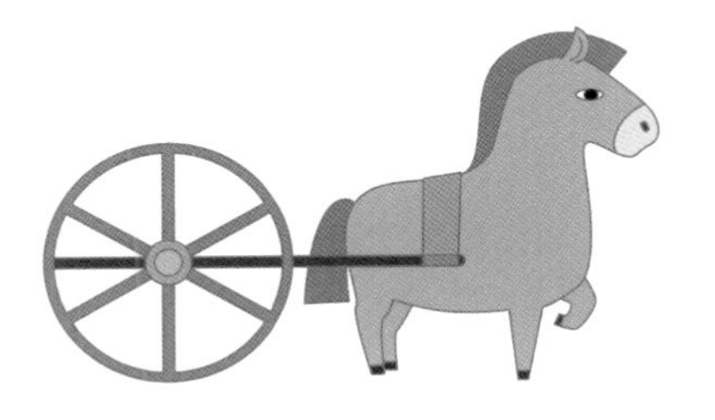

免费药物

国家免费药物有齐多夫定、替诺福韦、奈韦拉平、拉米夫定、依非韦仑、克力芝等，提供最基本的治疗保障。

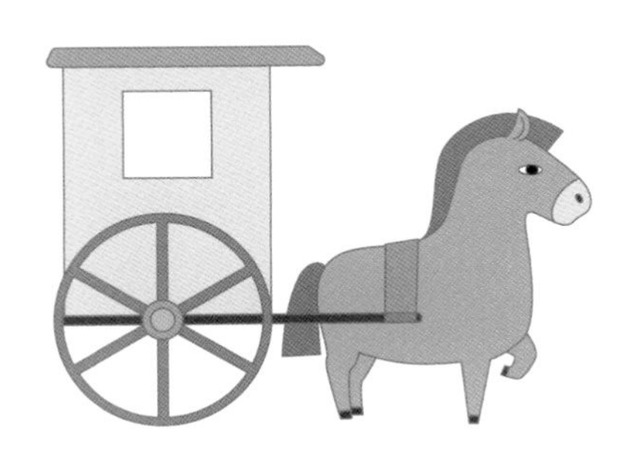

医保药物

医保目录药物有齐多夫定/拉米夫定、艾考恩丙替、恩曲他滨/替诺福韦、艾博韦泰、利匹韦林等，使感染者的治疗费用负担大大降低。

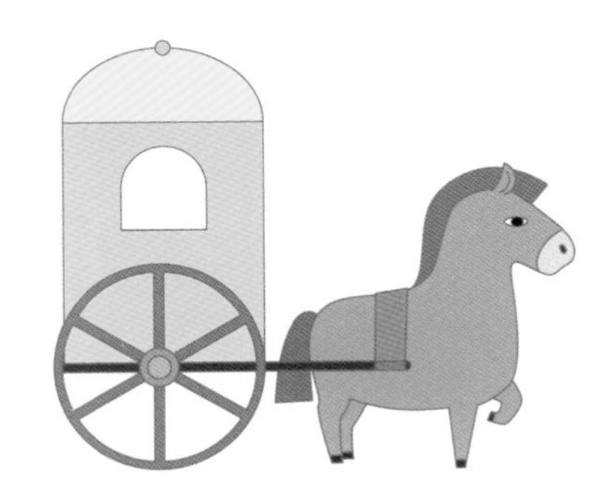

自费药物

司他夫定、达芦那韦、拉替拉韦、多替拉韦、比克恩丙诺片等新型抗逆转录病毒药物，能满足不同感染者的需求。

“抗逆转录病毒治疗虽不能治愈艾滋病，但能有效地控制病毒和病情进展，尤其在早期进行规范有效的抗逆转录病毒治疗可达到提高生活质量和延长寿命的目的！”

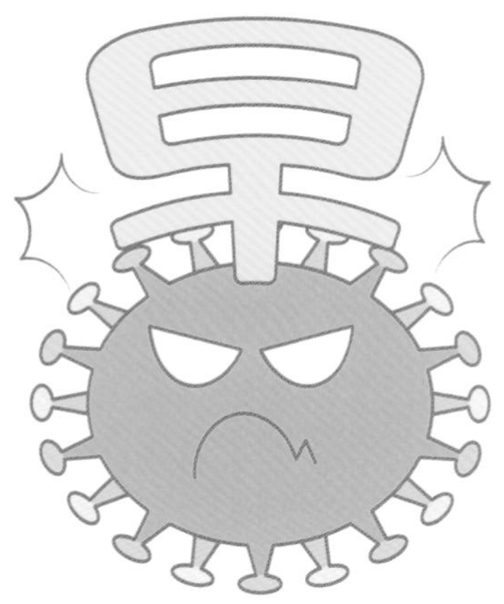


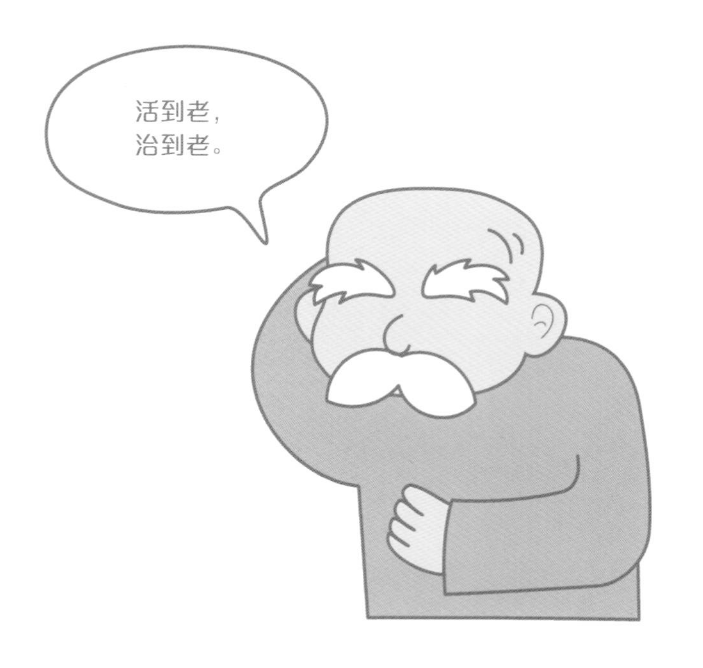


抗逆转录病毒治疗是一种终身治疗，感染者要长期按要求治疗。

抗逆转录病毒药物都有可能产生不良反应，但大部分是可以处理的，并且可以在治疗后 4~8 周逐渐减轻或消失。

部分抗逆转录病毒药物有可能会对胎儿产生致畸作用，有生育计划的育龄女性感染者应向医生说明，以便选择对胎儿相对安全的药物。

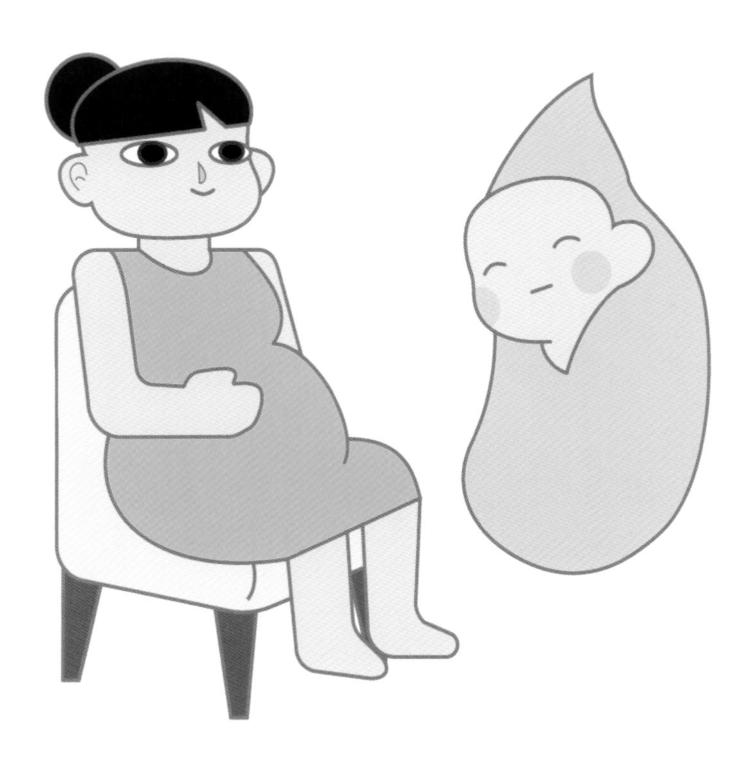

2. 艾滋病抗逆转录病毒治疗目的

（1）治疗目的

最大限度降低病毒载量，将其维持在检测不到的水平的时间越长越好，从而获得免疫功能重建和/或维持免疫功能，减少 HIV 的传播，延长寿命并提高生活质量，降低死亡率。

（2）治疗意义

通过抗逆转录病毒治疗，感染者可以像正常人一样工作、学习、生活。

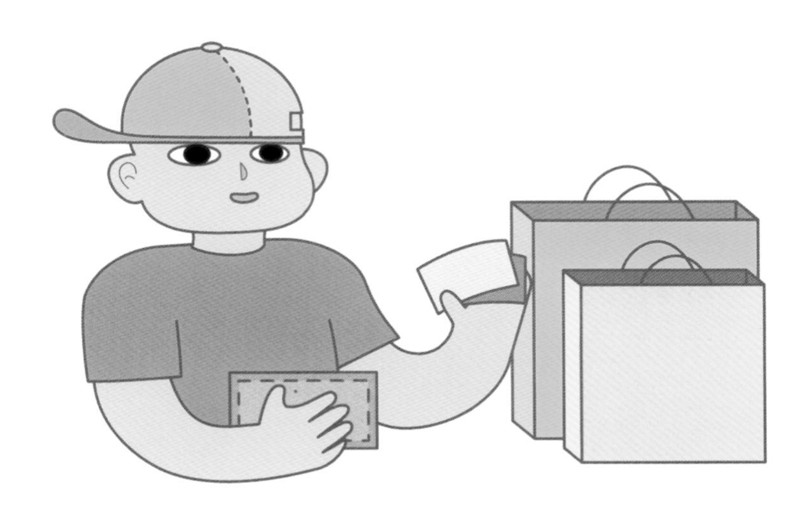

3. 抗逆转录病毒治疗方案

2NRTIs+NNRTIs 或 INSTIs 或 PIs。

例如：

●单药

替诺福韦、拉米夫定、依非韦仑……

联用方案：

替诺福韦 + 拉米夫定（恩曲他滨）+ 依非韦仑或克力芝或多替拉韦钠或拉替拉韦

丙酚替诺福韦 + 恩曲他滨 + 依非韦仑或克力芝或多替拉韦钠或拉替拉韦

●复合制剂

齐多夫定 / 拉米夫定（齐多拉米双夫定片）<br>
恩曲他滨 / 替诺福韦（恩曲他滨替诺福韦片）} 根据病情决定是否加药。

多替拉韦 / 阿巴卡韦 / 拉米夫定（多替阿巴拉米片）

艾维雷韦 / 考比司他 / 恩曲他滨 / 富马酸丙酚替诺福韦（艾考恩丙替片）

比克替拉韦 / 恩曲他滨 / 富马酸丙酚替诺福韦（比克恩丙诺片）

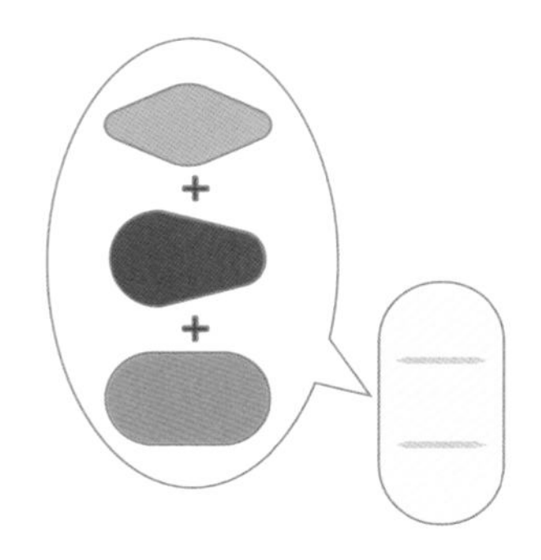

4. 抗逆转录病毒治疗的依从性

（1）正确地进行抗逆转录病毒治疗非常重要，只有按时、按量地服药才可以保证长期治疗的有效性。

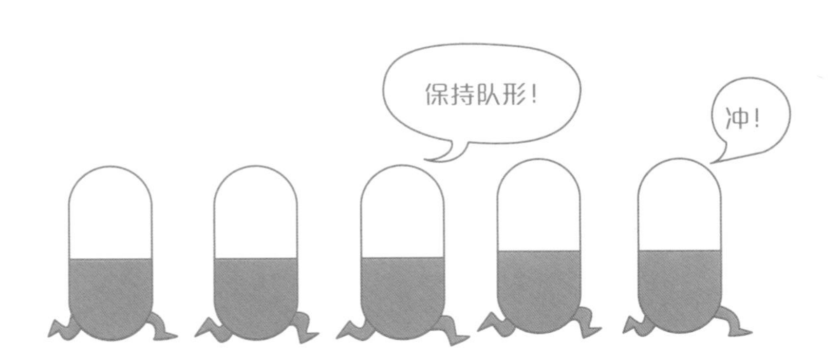


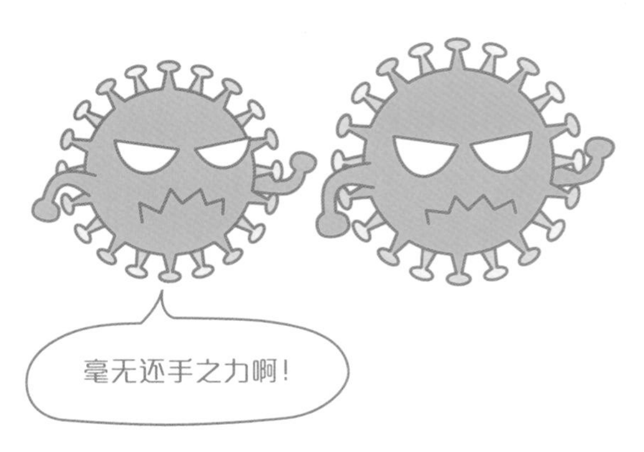

（2）不能将自己的抗逆转录病毒药物分给别人服用，因为每个感染者都有自己特殊的治疗方案和治疗剂量。

（3）如果漏服，不要在下次以服用两倍剂量来弥补。

以丙酚替诺福韦为例，如漏服时间小于 18 小时，应尽快补服一剂，之后按照正常服药时间服药；如漏服时间大于 18 小时，则不应服用漏服药物，之后按照正常时间服药。

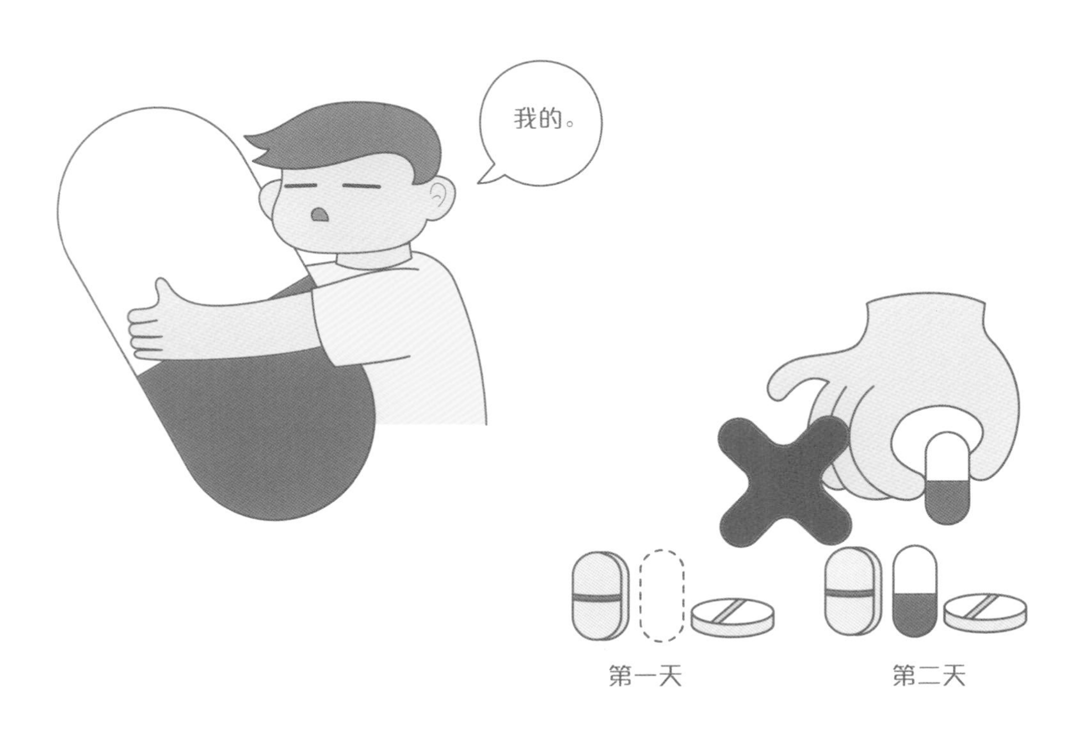

（4）抗逆转录病毒治疗的治疗方案包括至少 2 种药，漏服或擅自换药、停药都会导致治疗的失败。

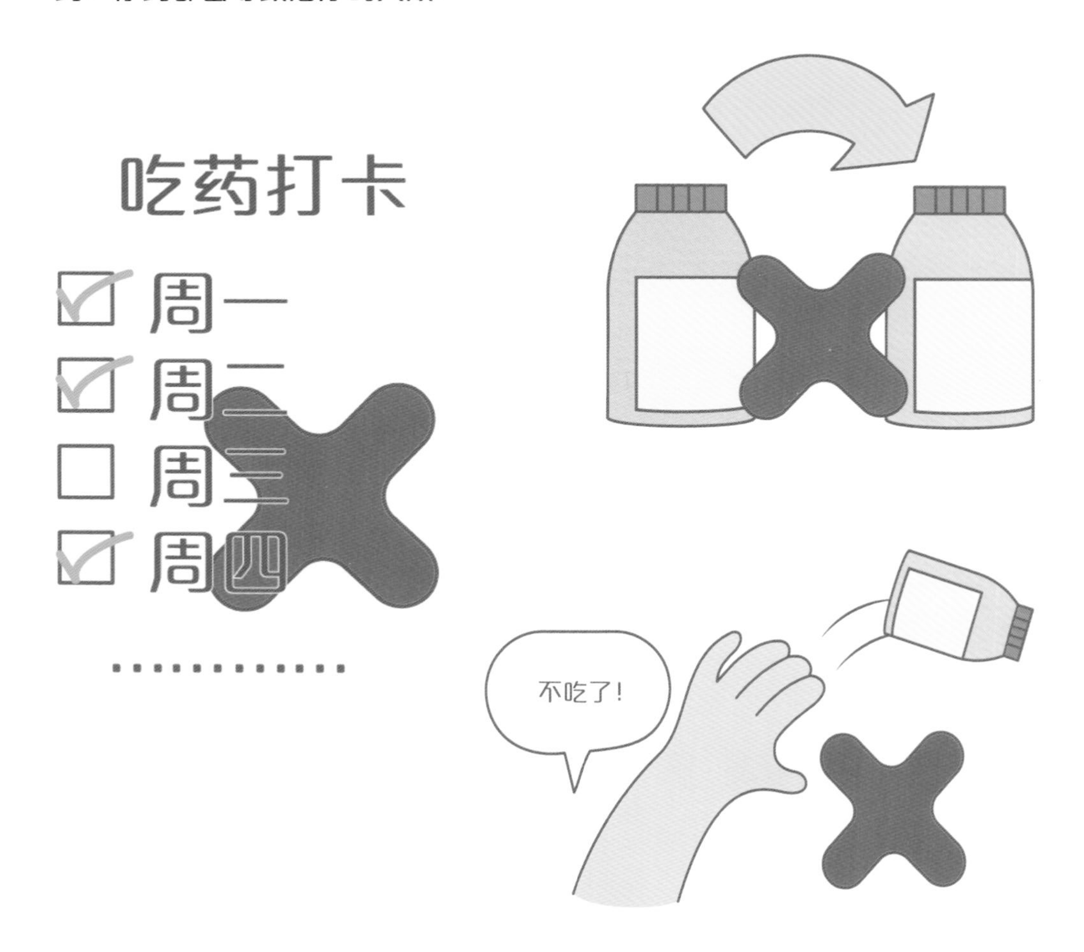

（5）如果不规范服药，会导致耐药性的出现以及抗逆转录病毒治疗的失败 *。这些结果可能不会马上出现，需要数周到数月的时间才能显现出来。耐药性的出现会对将来有效的治疗产生长远影响，因此必须强调抗逆转录病毒治疗的依从性。

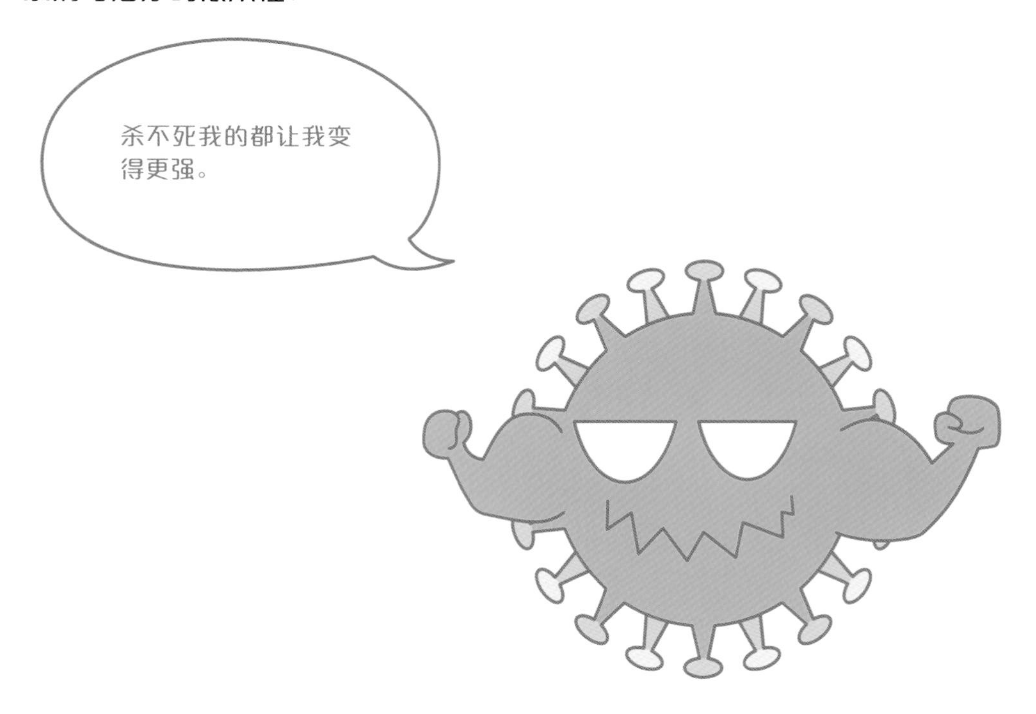


* 指病毒学失败：在持续进行抗逆转录病毒治疗的感染者，开始治疗（启动或调整）24 周后血浆病毒载量持续 > 200 拷贝 / 毫升。或出现病毒学反弹：在达到病毒学完全抑制后又出现病毒载量 > 200 拷贝 / 毫升的情况。

如何提高服药依从性？

①接受依从性教育。

按时吃药～
按量吃药～

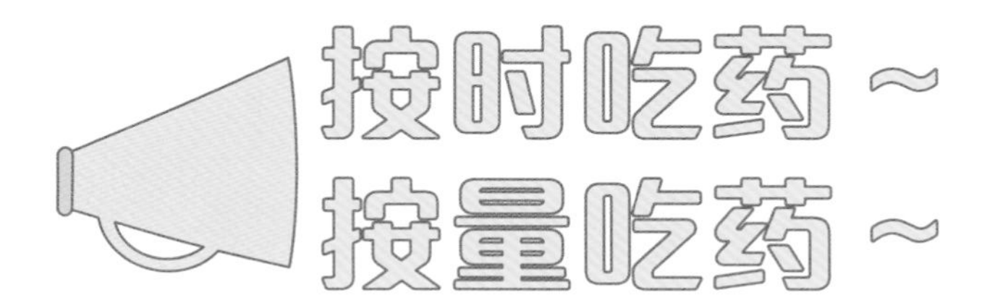

②将服药与日常生活挂钩，选择一天中最易记住的时间服药。

哎呀！
差点忘记
吃药！
先吃药
后遛我

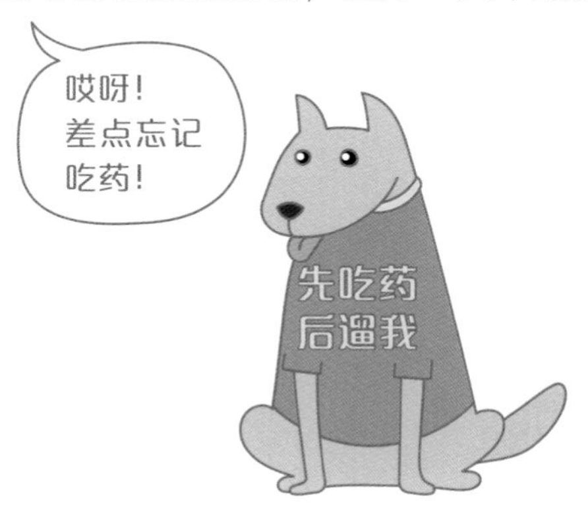

③用小药盒将药物随身携带，或放在易看到的地方。

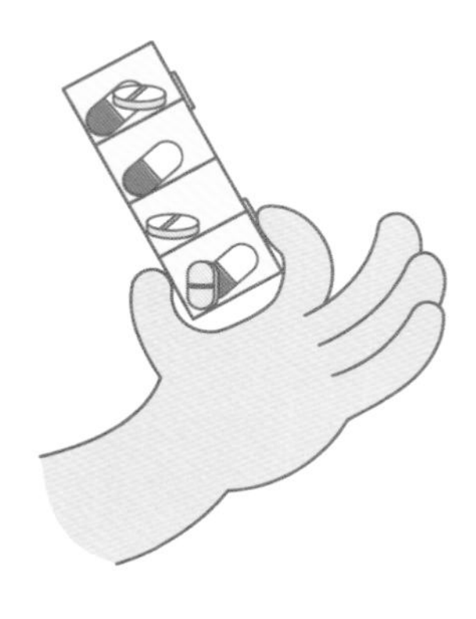

④给手机或手表设定闹铃提醒自己及时服药。在现实中，只靠感染者自己可能很难记起按时服药，感染者可将自己的感染状态告诉一个自己能够相信的人，这个人可以提醒感染者每日按时服药。

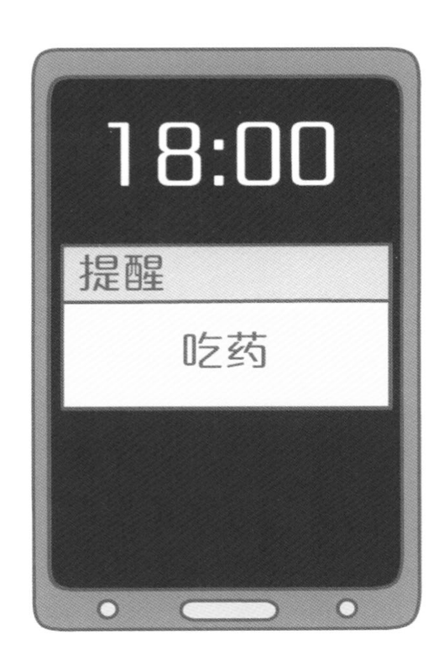


周一至周日重复

⑤获取家人及朋友的支持，让他们在日常生活中提醒和监督感染者服药。

天哪！
我是叫了多少人提醒我？
好的！
记得吃药！
时间到。
亲，吃药！
吃药没有？
快吃药！
别忘了吃药！
准时吃药！
吃药！
按时吃药！

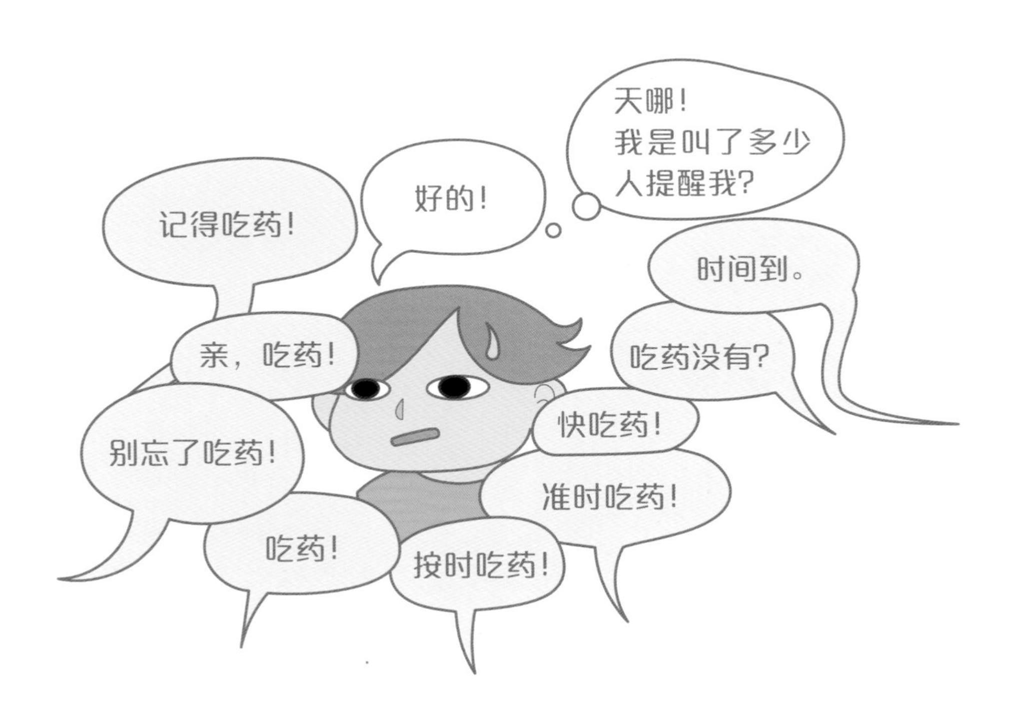

5. 定期随访

服用抗逆转录病毒药物以后，需要定期进行血常规、肝功能、肾功能、尿常规等检查。

温馨提示：感染者须根据自己的病情，按需随访，同时与诊治医生保持联系。

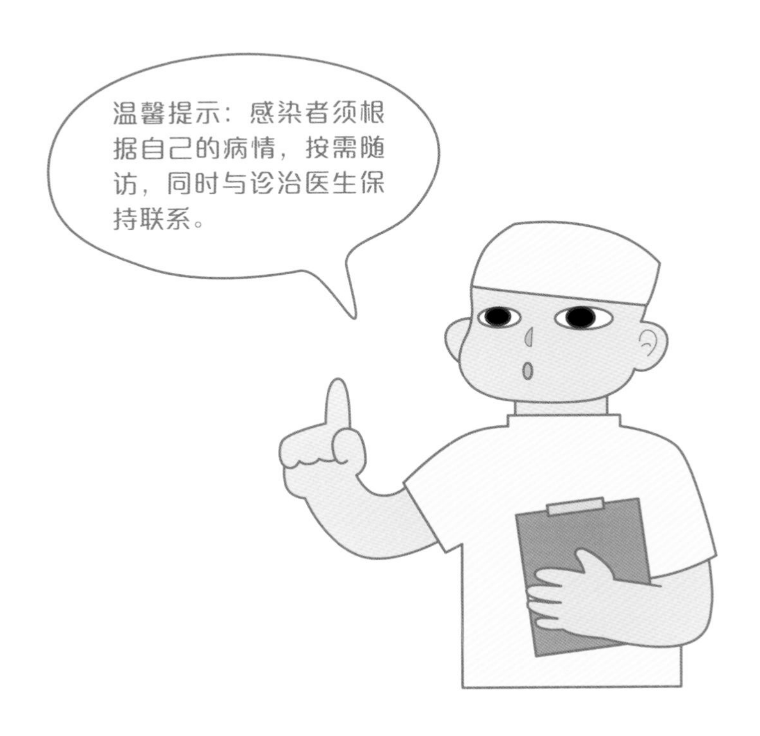

## 六、艾滋病抗逆转录病毒治疗的获益

为什么医生再三强调发现感染 HIV 后要尽早、规范、规律地进行抗逆转录病毒治疗呢？难道是医生太闲了，非得让你每天吃药，甚至让你可能每天在药物的不良反应中煎熬？

当然不是。那是因为抗逆转录病毒治疗确实非常重要！

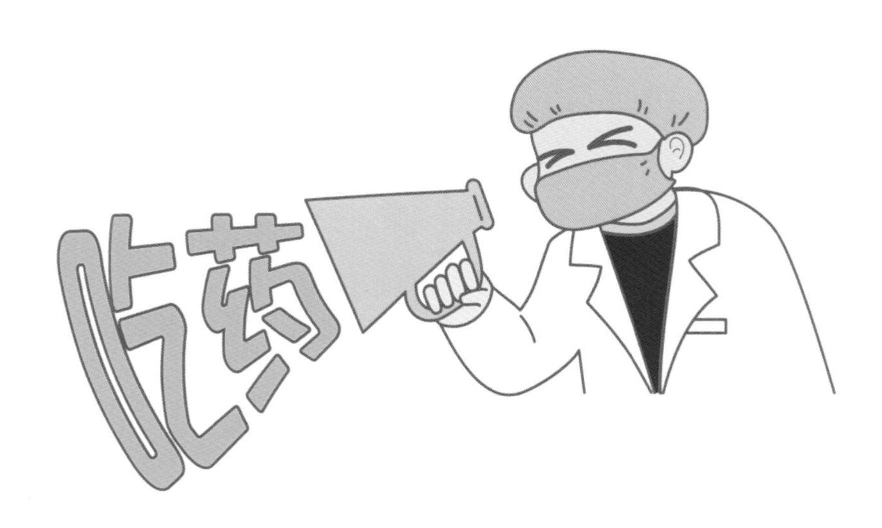

打个比方，如果把一个人看作是一个国家，那么 HIV 就是敌军，免疫系统就是国防部队，$CD4^{+}T$ 淋巴细胞是士兵，而抗逆转录病毒治疗药物则是武器。如果这个国家边防部队稍有一点失误，敌军就可能从边境入侵，敌军一旦入侵，又没有被武器消灭，那么它们就会不断繁殖壮大，同时攻击士兵，且攻击能力会随着时间的推移越来越强，最终士兵所剩无几（当 $CD4^{+}T$ 淋巴细胞 <200 个 / 微升），国防部队徒有虚名，防御系统将不复存在。这时的国家不堪一击，病毒、细菌、真菌等病原微生物就会抓住机会乘虚而入，结果国破家亡。

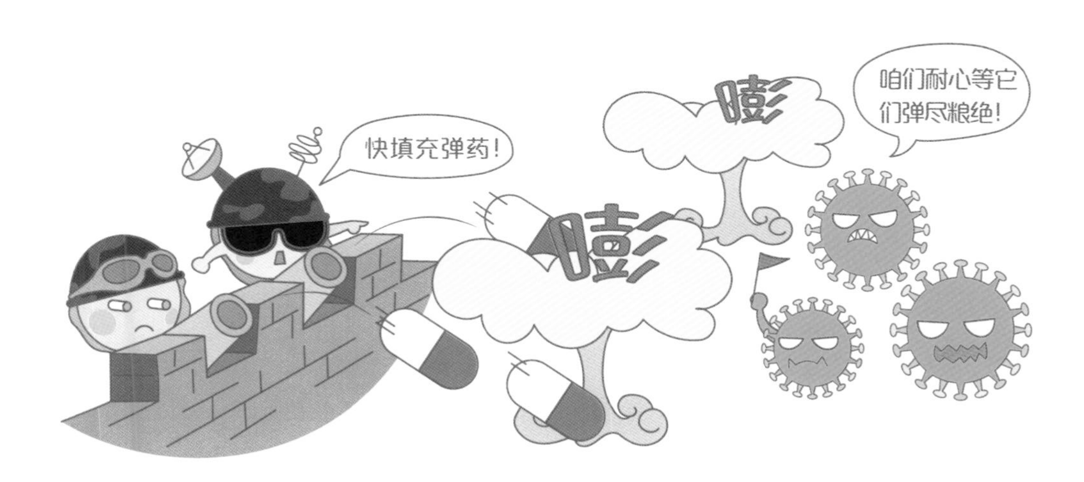

从这个比方可以看出，边防难免因危险行为等失误而失防。但是即使失防，我们还是可以使用武器来消灭敌人——HIV。所以一经发现感染 HIV 就要及时进行抗逆转录病毒治疗，减少对我们的免疫系统的破坏，这是接受抗逆转录病毒治疗的感染者最大的获益——拥有一副与正常人一样的强壮身体，不易生病，延长寿命，过上与正常人无异的生活。

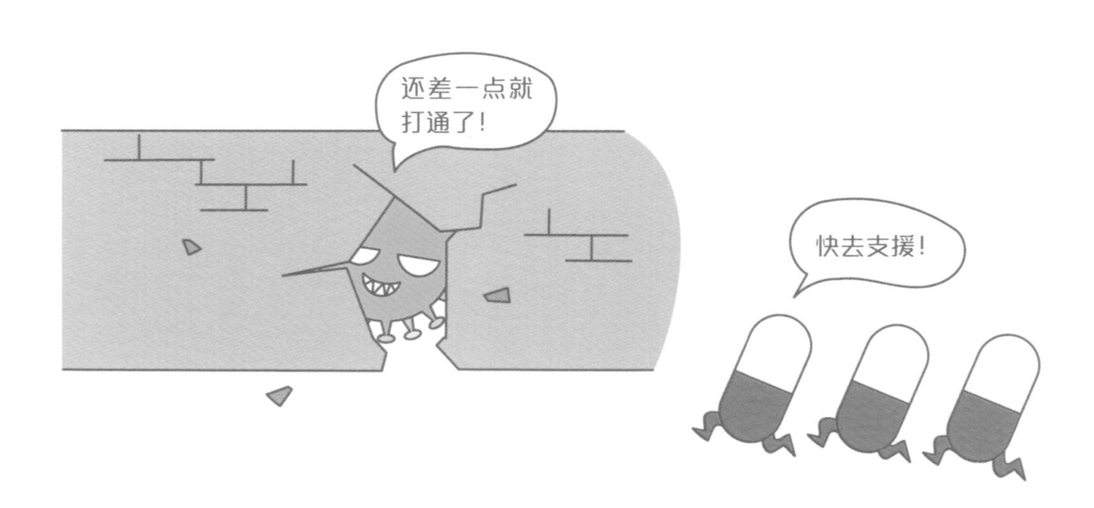

那么规律、规范的抗逆转录病毒治疗还有哪些益处呢?

通过抗逆转录病毒治疗，感染者体内的 HIV 就会被杀灭，当血液中检测不到 HIV 时，就不具有传染性。

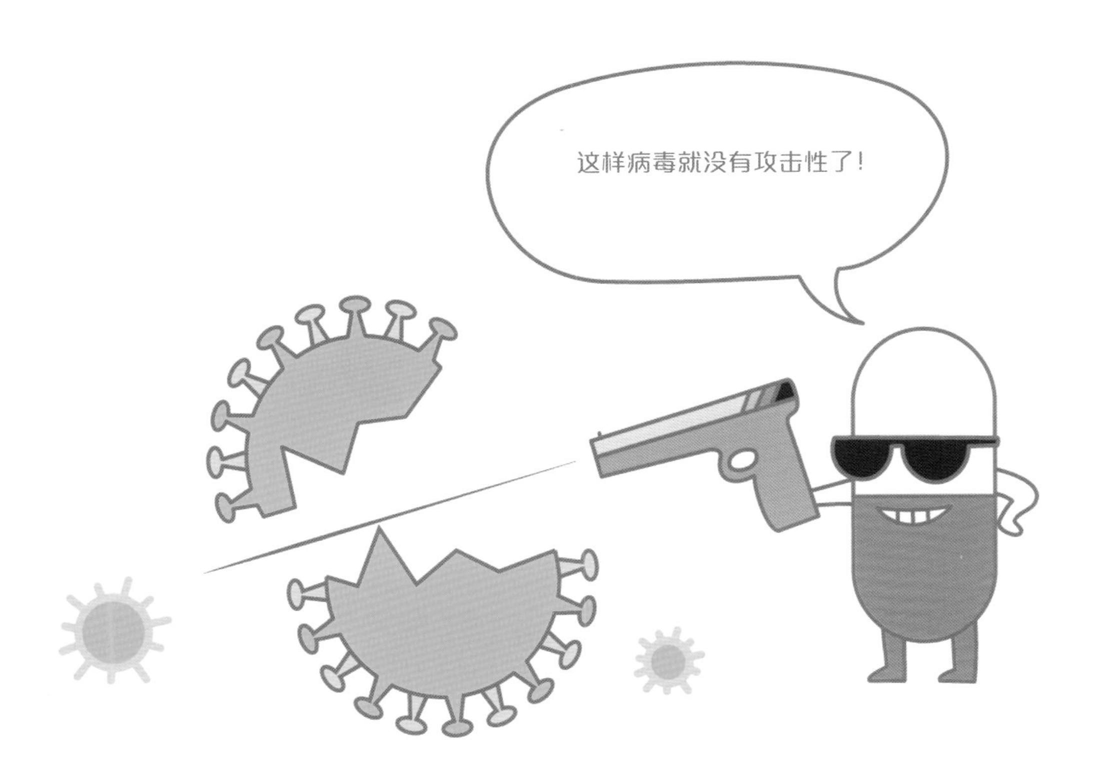

1. 正常和伴侣进行性生活。

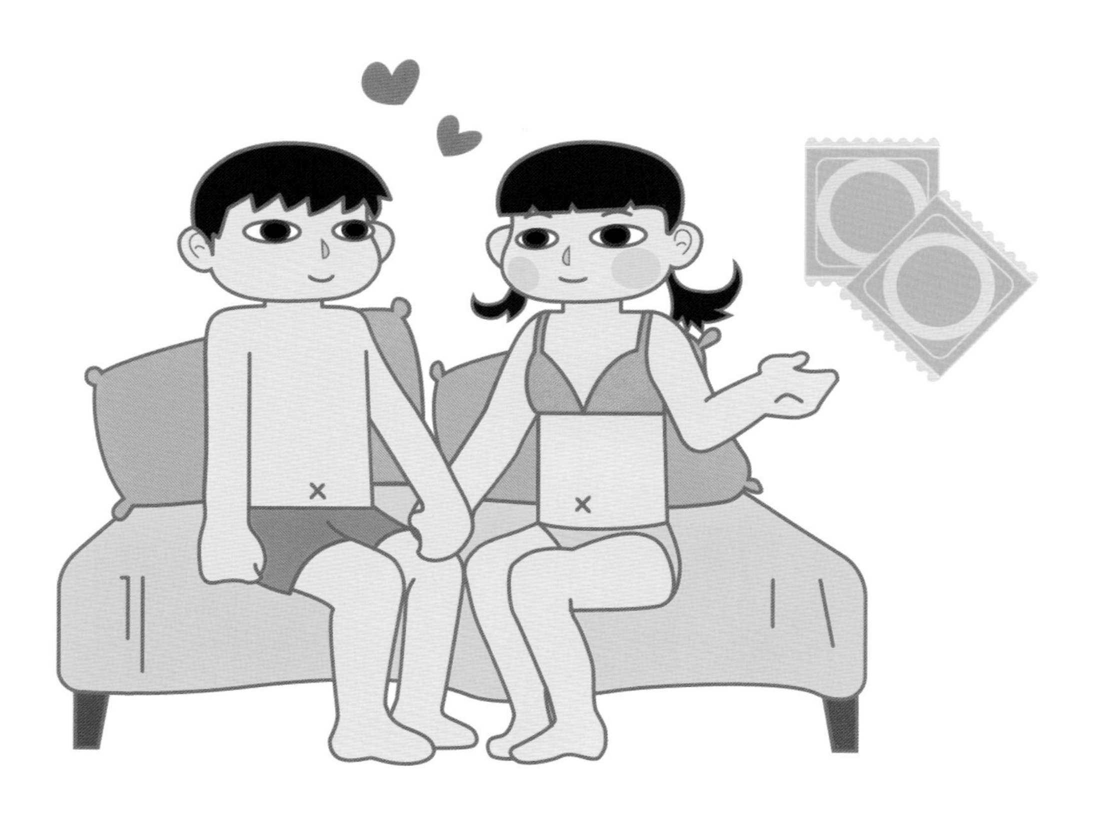

2. 减轻心理负担，正常开展社交活动。

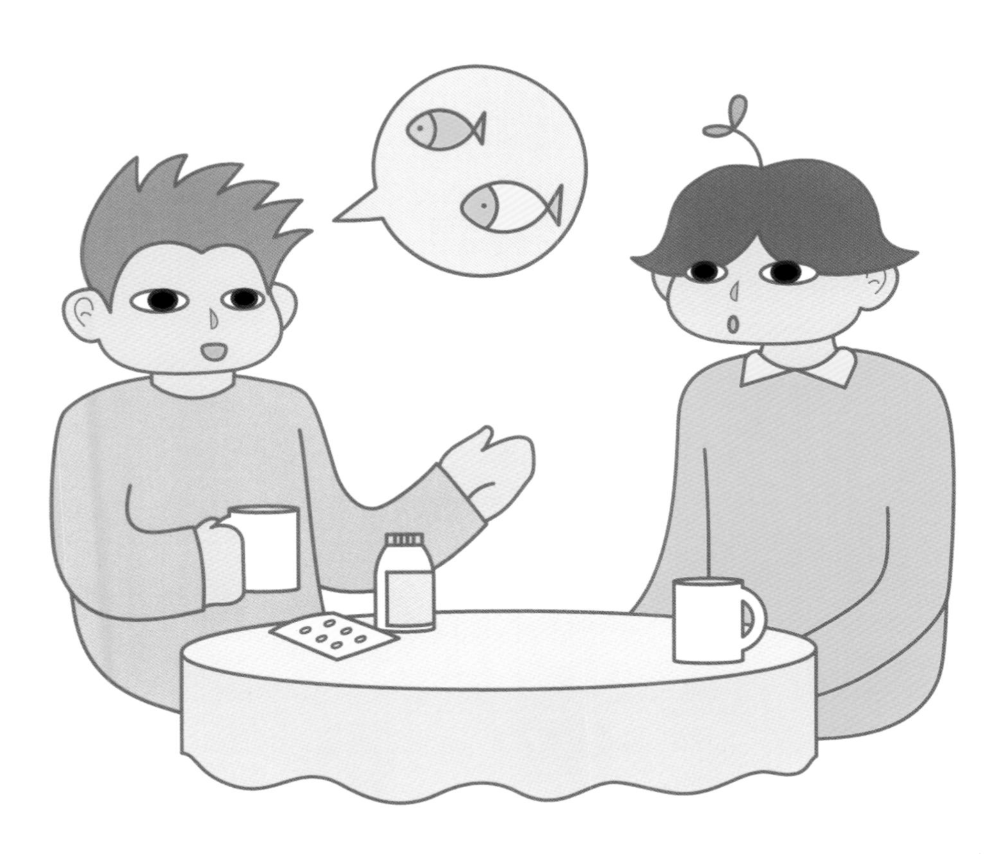

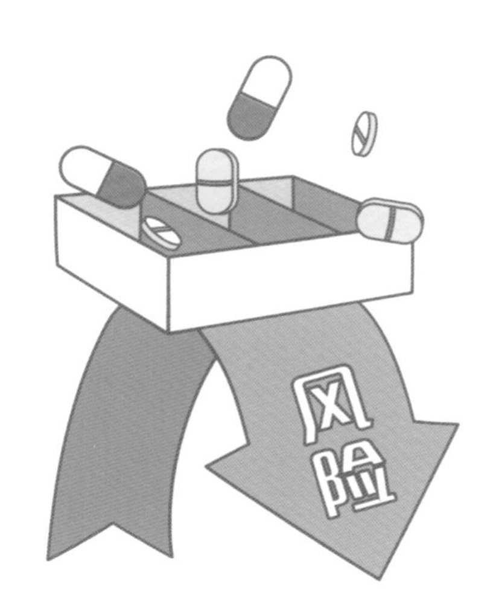


3. 降低传染风险，为艾滋病的防控做出贡献。

4. 如果是一位准备要宝宝的女性 HIV 感染者，那么抗逆转录病毒治疗直接关系到是否可以生育一个健康宝宝。

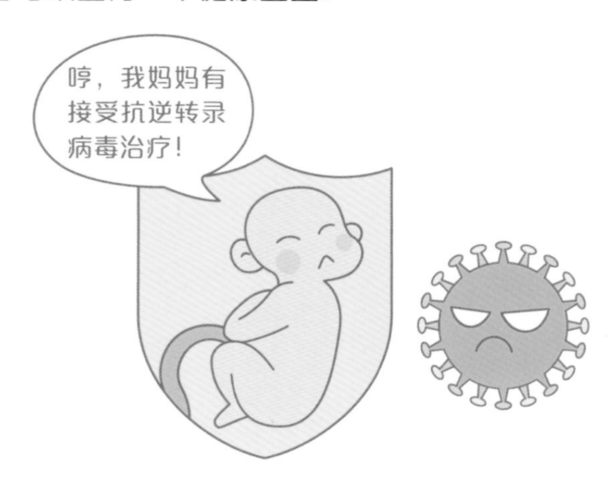

5. 对于 HIV 感染儿童，应尽早开始抗逆转录病毒治疗，可明显降低儿童艾滋病相关死亡率。需要注意的是，儿童用药尽量用水剂 / 小剂量片剂，不能分药或将片剂碾成粉分次服用。

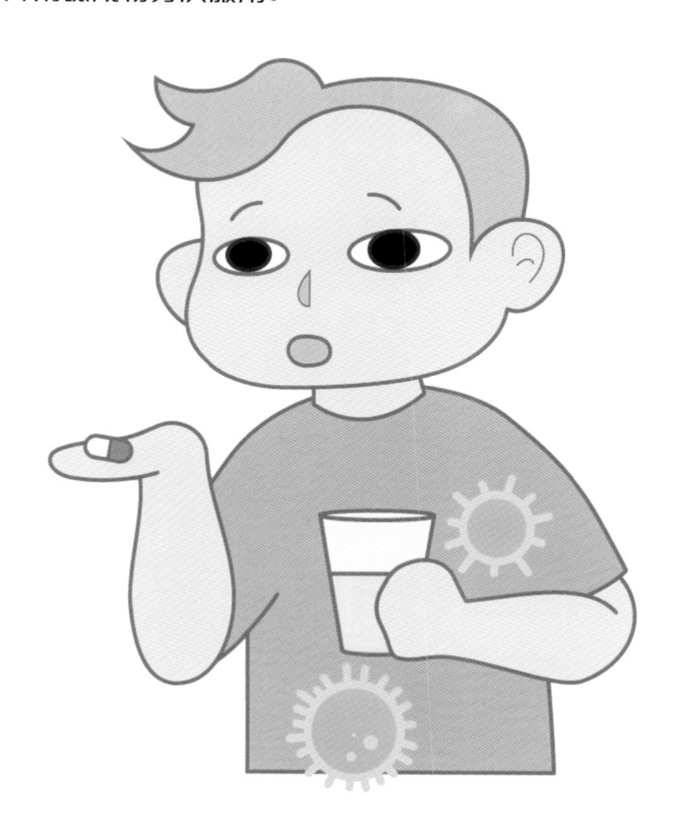

## 七、常用抗逆转录病毒药物不良反应的监测及处理

抗逆转录病毒药物并非完美不可挑剔，跟其他药物一样，都可能会引起多种不良反应，这些不良反应有些让感染者感到不舒服，有的虽然感觉不到却在伤害着感染者的身体。对于药物不良反应，无论轻微还是严重，无论感染者能否感受得到，都应重视，因为这些药物不良反应很可能会影响感染者的服药依从性。因此，开始抗逆转录病毒治疗后务必定期监测、及时发现、正确认识、正确处理药物不良反应，处置措施是否得当直接影响到抗逆转录病毒治疗的成功率。

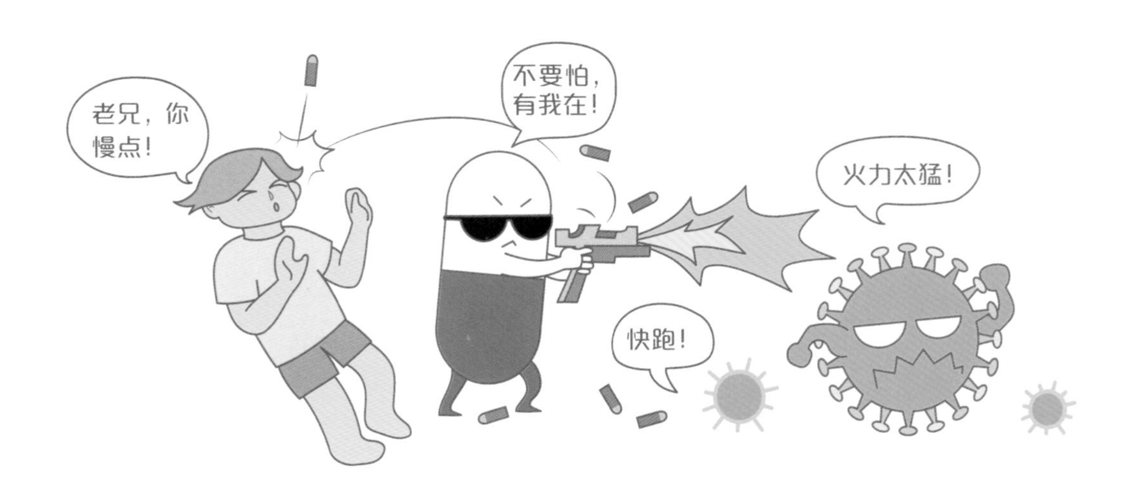

1. 药物不良反应的监测

如何发现药物的不良反应呢?

首先，观察自己肉眼可见或能切身感受到的身体不舒服。比如皮疹、消化系统不良反应（恶心、呕吐、腹胀、腹泻等）、中枢神经系统不良反应（头晕、头痛、失眠/嗜睡、多梦、情绪异常等）、周围神经病变（乏力、皮肤感觉异常等）。

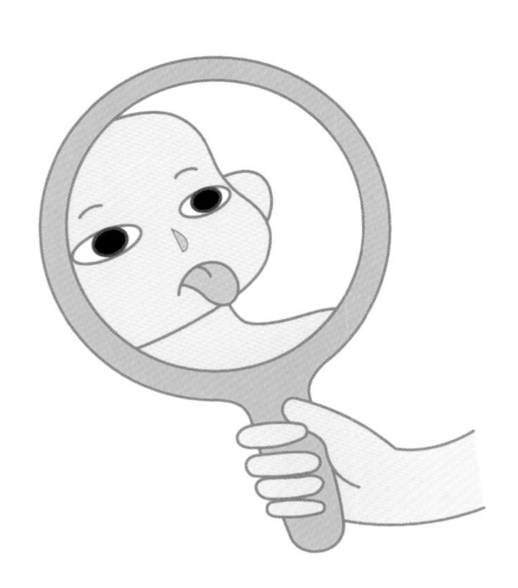

其次，主要是通过医疗检验检测技术发现隐秘的药物不良反应。

检查时机 1：开始抗逆转录病毒治疗前做一次基线检查。

检查时机 2：开始抗逆转录病毒治疗后定期监测。

检查时机 3：出现可观察到的不良反应时进行有针对性的检查。

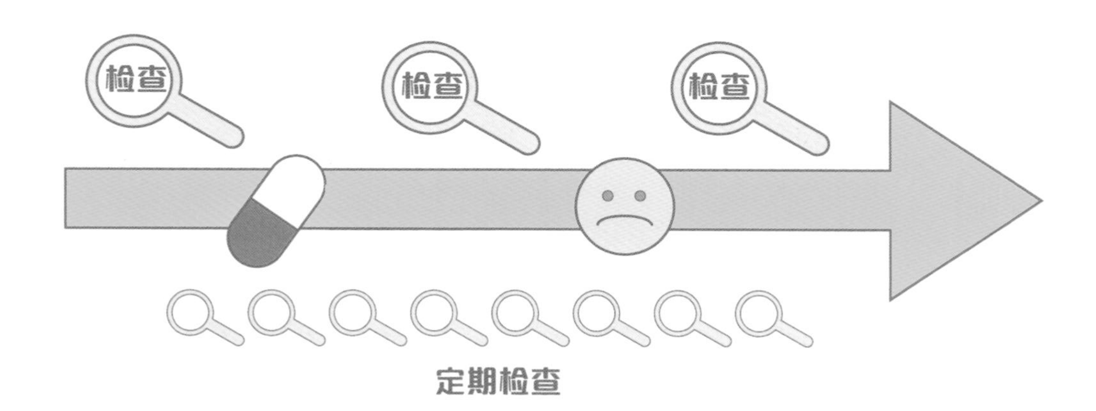

检查内容：血常规、肝功能、肾功能、血脂、骨密度等。
当然所有的检查都需要专科医生根据患者病情来决定！

我应该检查一个血常规就没有问题了吧?
先生，复查不仅仅要查疗效，还要筛查药物不良反应！

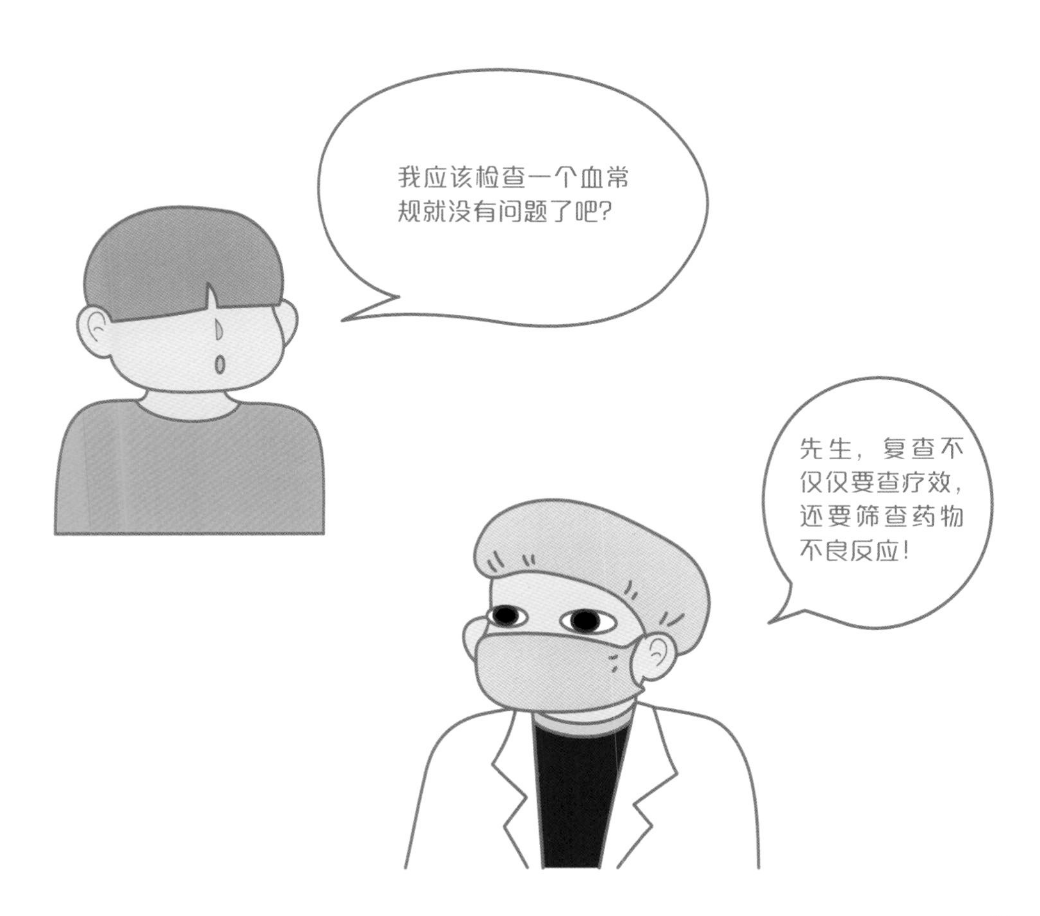

2. 药物不良反应及处理

**通常感染者可能会出现以下一种或几种药物不良反应。**

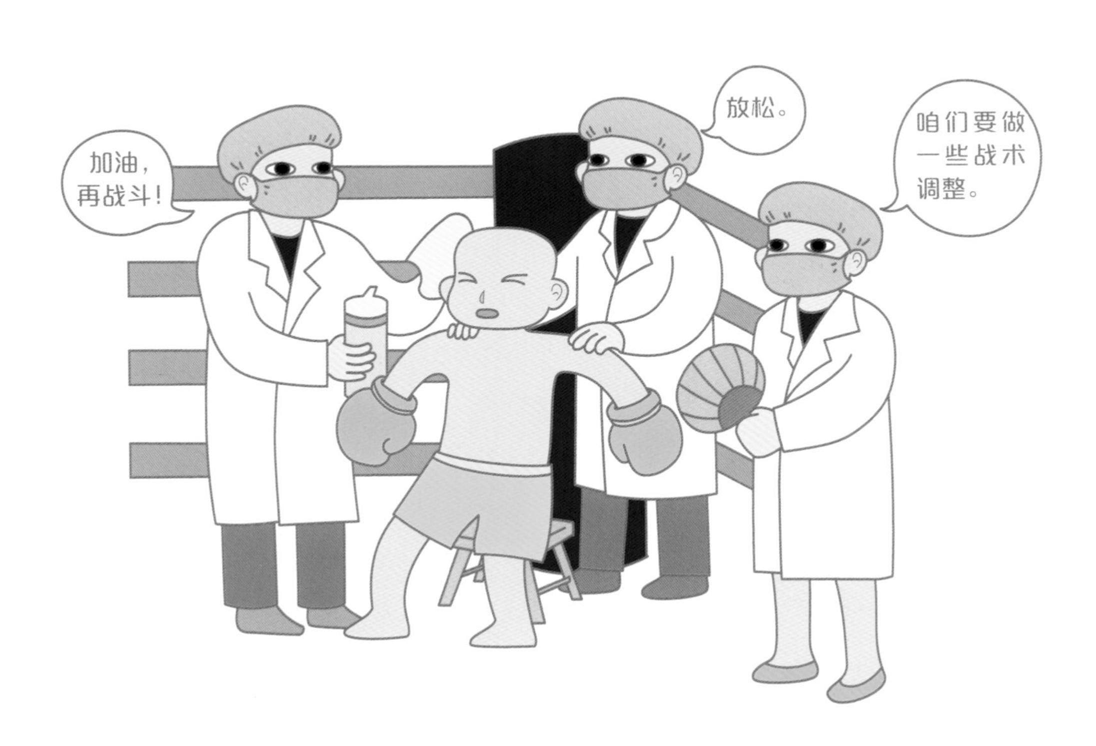

（1）消化道不良反应

恶心、呕吐、腹胀、腹泻等多由齐多夫定引起，克力芝也可导致腹泻，司他夫定可引起腹部绞痛，这些情况大多不严重，及时咨询、就诊，予以止吐、止泻等对症治疗可以缓解症状。但如果干预后症状持续加重或超过2周，则须到指定医院进行评估和治疗。

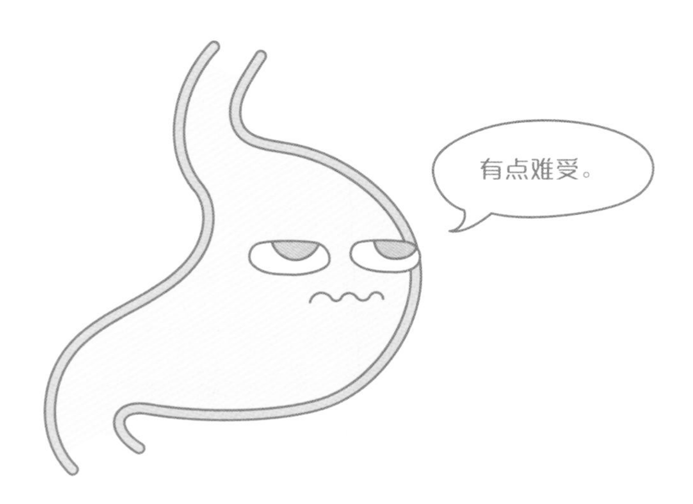

（2）骨髓抑制

什么是骨髓抑制？就是骨髓的造血功能受到抑制，血液中的白细胞、红细胞、血小板减少，会引起贫血、出血、抵抗力下降等。齐多夫定容易引起骨髓抑制，一般常在抗逆转录病毒治疗开始后 4 个月内出现。骨髓抑制前期光凭自己的肉眼是无法发现的，只有通过检查血常规来发现。如果骨髓抑制很严重，可以遵医嘱把齐多夫定更换为替诺福韦。所以遵医嘱定期随访、监测血常规非常重要。

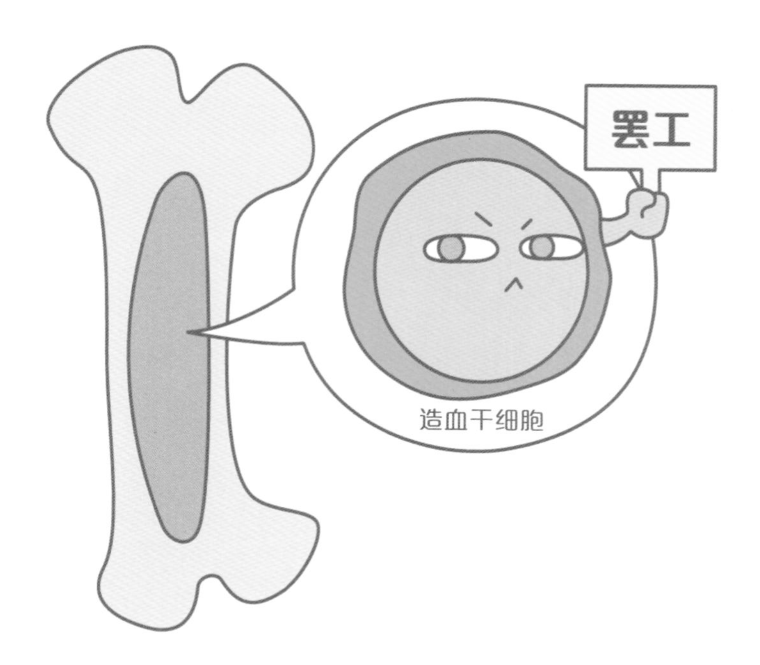

（3）皮疹

许多抗逆转录病毒药物可引起皮疹，即皮肤出现红斑、瘙痒、红疹，甚至出现水疱、溃疡、坏疽等。以非核苷类逆转录酶抑制剂最明显，尤其是奈韦拉平，一般发生在治疗开始后的前3个月。如果感染者服用抗逆转录病毒药物之后出现了皮疹，请一定要及时就诊，咨询下一步处理方案。同时在日常生活中需要注意：

①注意防晒，避免阳光直射皮肤。

②避免使用刺激性皮肤清洁剂（如肥皂）。

③穿着宽松棉质衣物。

④勿挠抓皮肤，避免皮肤破损引起感染。

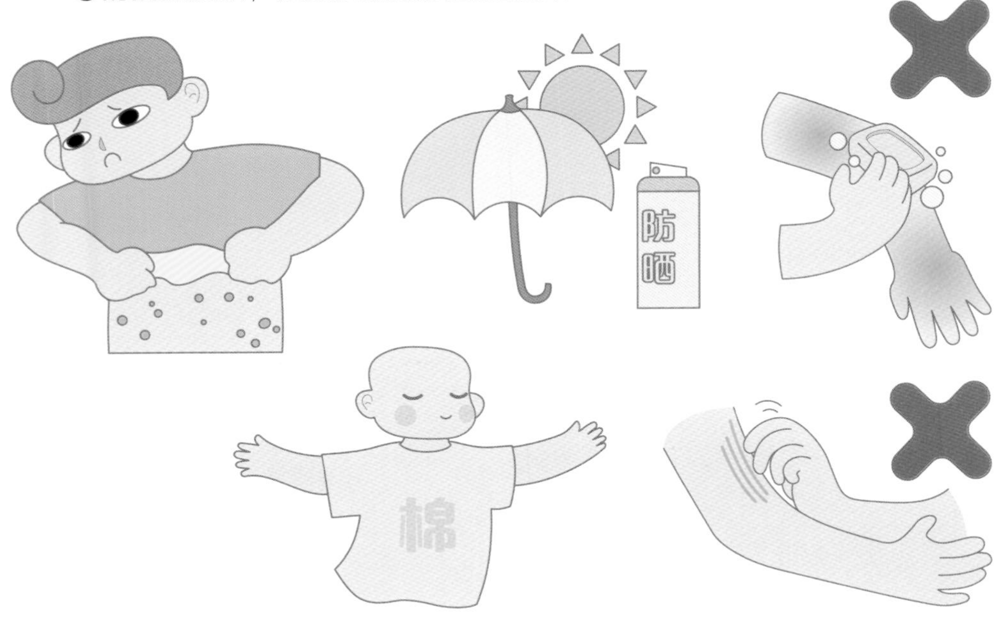

（4）肝毒性

奈韦拉平和依非韦仑这两种药物容易引起肝功能损害。一般在开始抗逆转录病毒治疗后的 1~3 个月可能出现肝功能异常，有尿黄、皮肤和巩膜发黄、乏力、不思饮食等症状，须定期监测肝功能，以早期发现异常。

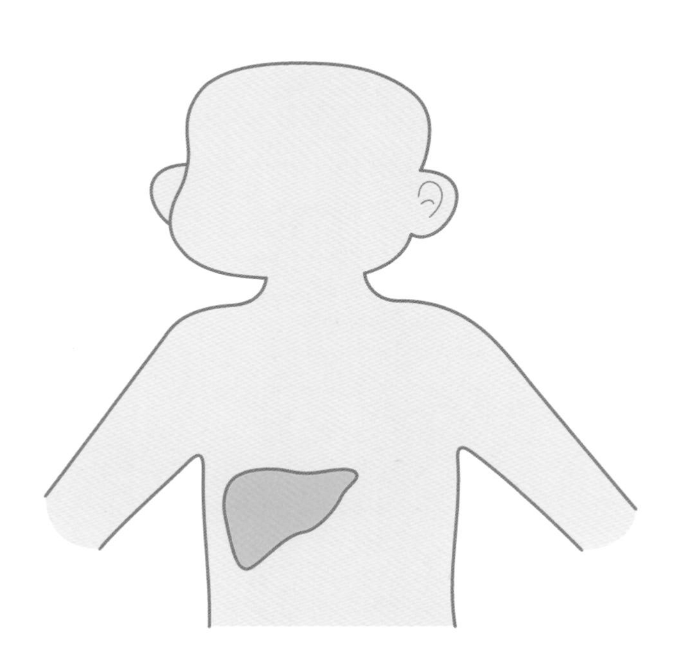

需要注意的是：

①遵医嘱定期查血监测肝功能，尤其是合并乙肝的感染者。

②注意观察用药期间有无这些症状，如有，应引起重视，及时就诊咨询，听取医生的建议对症治疗，必要时调整治疗方案。

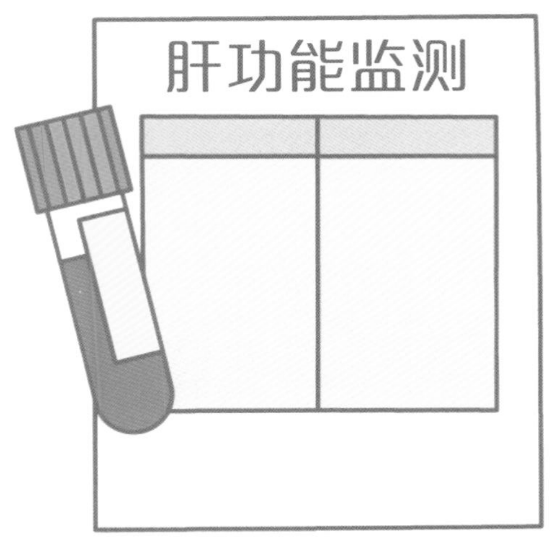


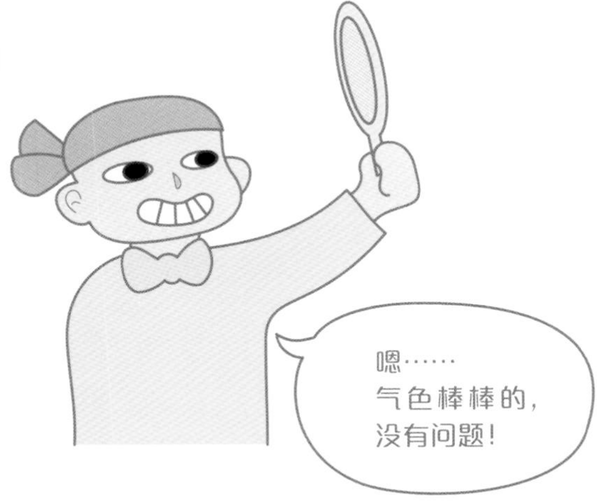

（5）肾损害

肾损害可发生于治疗的整个过程。需要注意的是：在治疗中应遵医嘱定期监测肾功能，及早发现肾损害迹象。尤其本身有肾损害基础、低体重的感染者或女性感染者更应该注意。发现异常及时遵医嘱治疗，避免进一步加重肾损害。

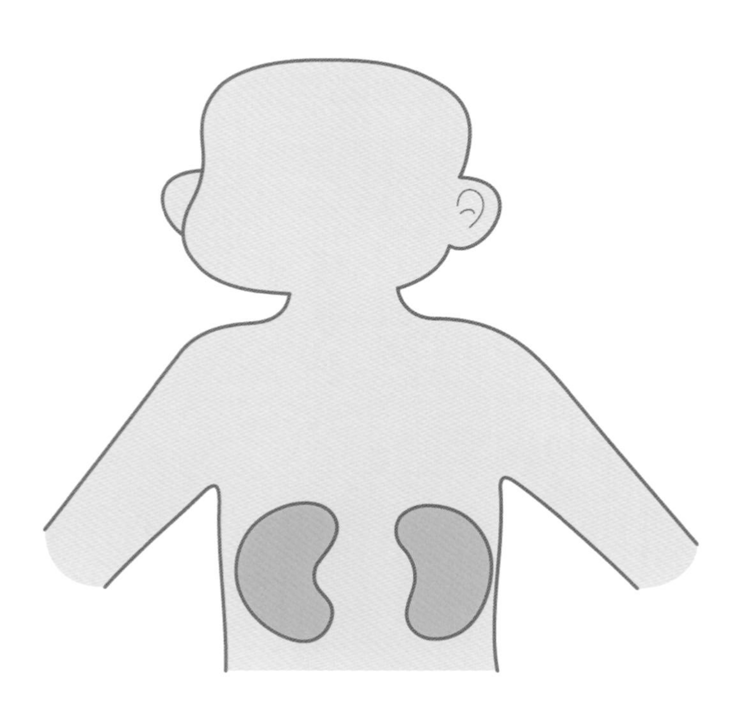

（6）骨密度下降

使用抗逆转录病毒药物后可能会出现骨密度下降，但是过程相对缓慢。那么骨密度下降会有哪些危害呢？

①严重时会有全身性的骨疼痛症状，疼痛严重时可影响到睡眠，甚至运动能力。

②出现骨质疏松，在轻微外力作用下就可发生骨折。

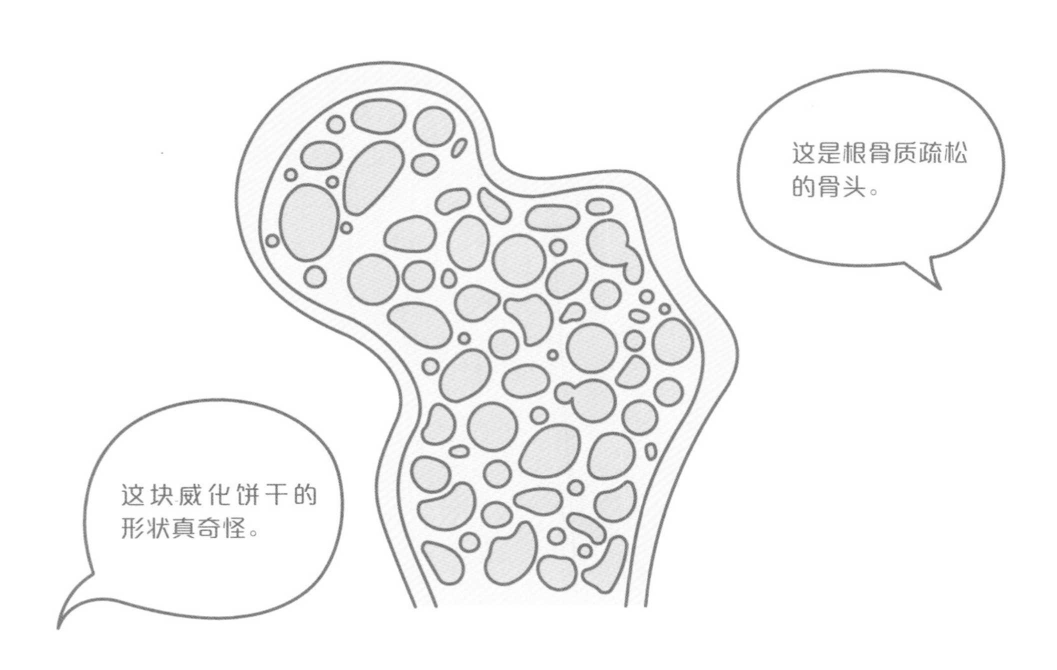

需要注意的是：

①定期检查骨密度。

②禁烟禁酒。

③避免外伤。

④合并慢性胰腺炎时更应注意有无骨密度下降。

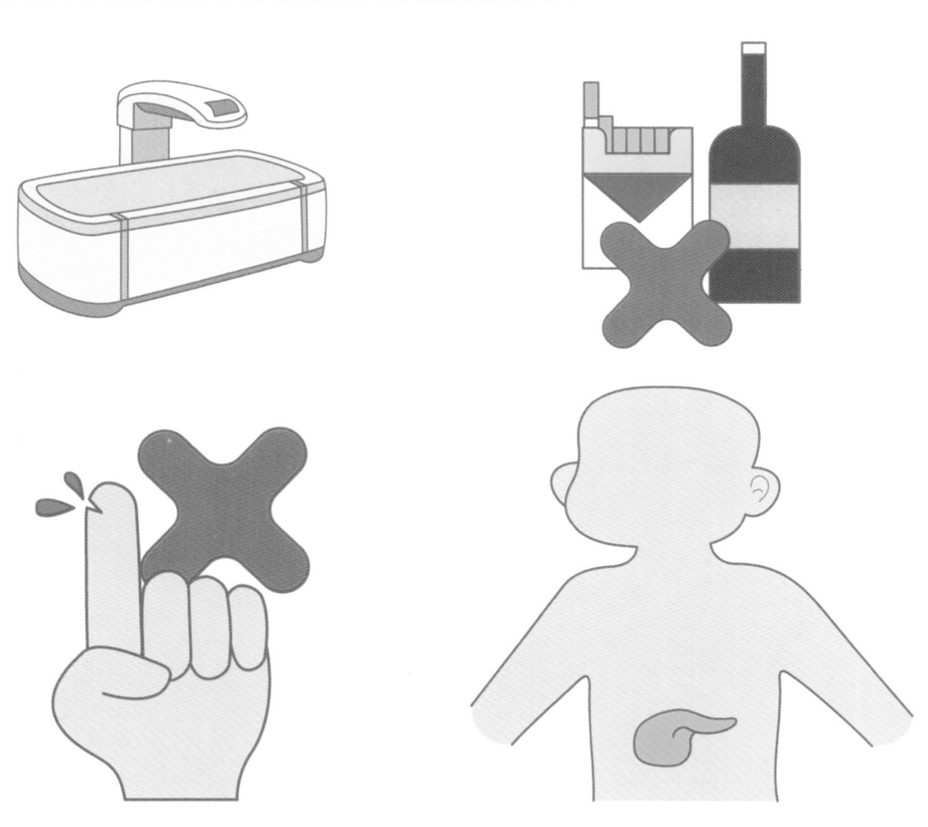

（7）中枢神经系统不良反应

中枢神经系统不良反应的症状多发生在服药后 2~4 周。比如头痛、头晕、失眠 / 嗜睡、多梦、情绪异常、注意力不集中等。

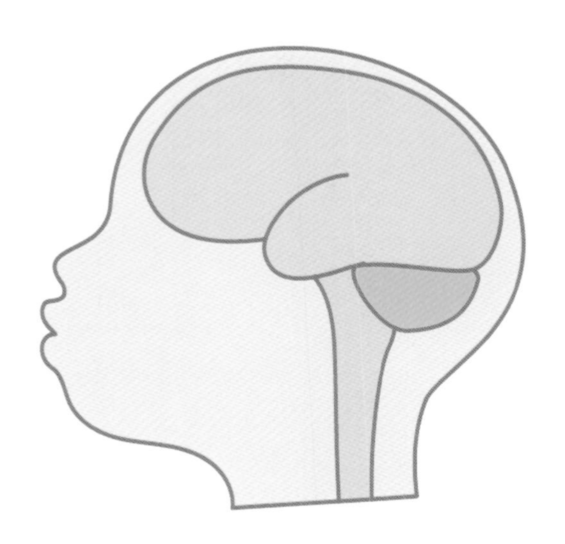

需要注意的是：

①睡前服药可减轻一些症状，但如果引起失眠可将服药时间调整至早晨。

②有中枢神经系统不良反应时应避免驾驶及高空作业等。

③由于有些症状自己不易察觉，可及时告知家人，请家人一起帮助观察。

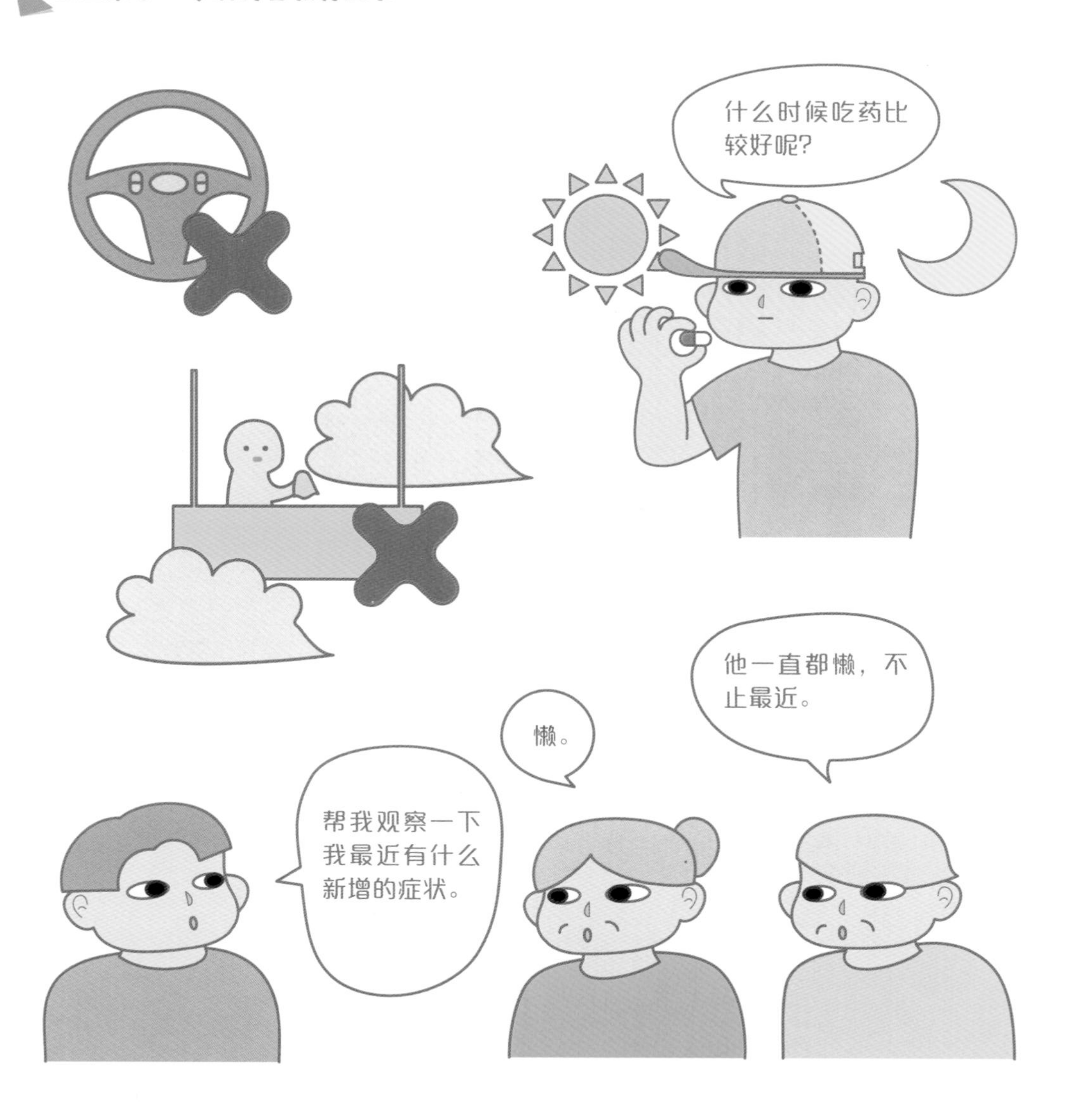
什么时候吃药比较好呢?
他一直都懒，不止最近。
懒。
帮我观察一下我最近有什么新增的症状。

（8）周围神经病变

常见的周围神经病变的症状有：乏力 / 无力、刺痛、麻木、手臂和腿部感觉丧失、足部或手部有烧灼感等。主要由司他夫定引起，通常出现在开始治疗 3 个月以后。

这应该是周围神经病变引起的，你去看看医生吧。
天哪！
我一定是在做梦，掐着都没有感觉！

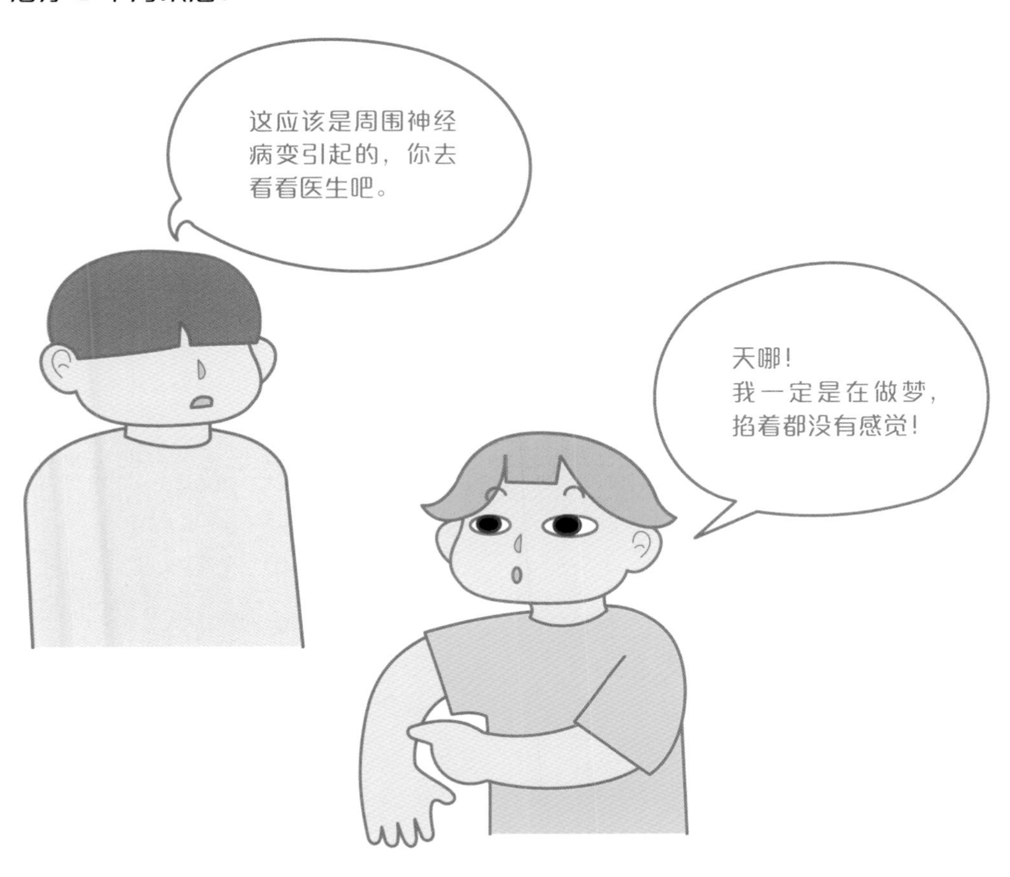

需要注意的是：

①当手指出现麻木时，应避免拿尖锐的、过烫的物品或其他危险物品。

②若平衡感或肌肉力量受到影响，走路及上下楼梯应特别小心，必要时借助辅助工具。

③经常活动肢体，尤其是足趾、手指关节，避免穿不防滑的鞋子或高跟鞋。

④最关键的是应由医生仔细评估确定其严重程度，以判断是否需要配合药物治疗及调整抗逆转录病毒治疗方案。

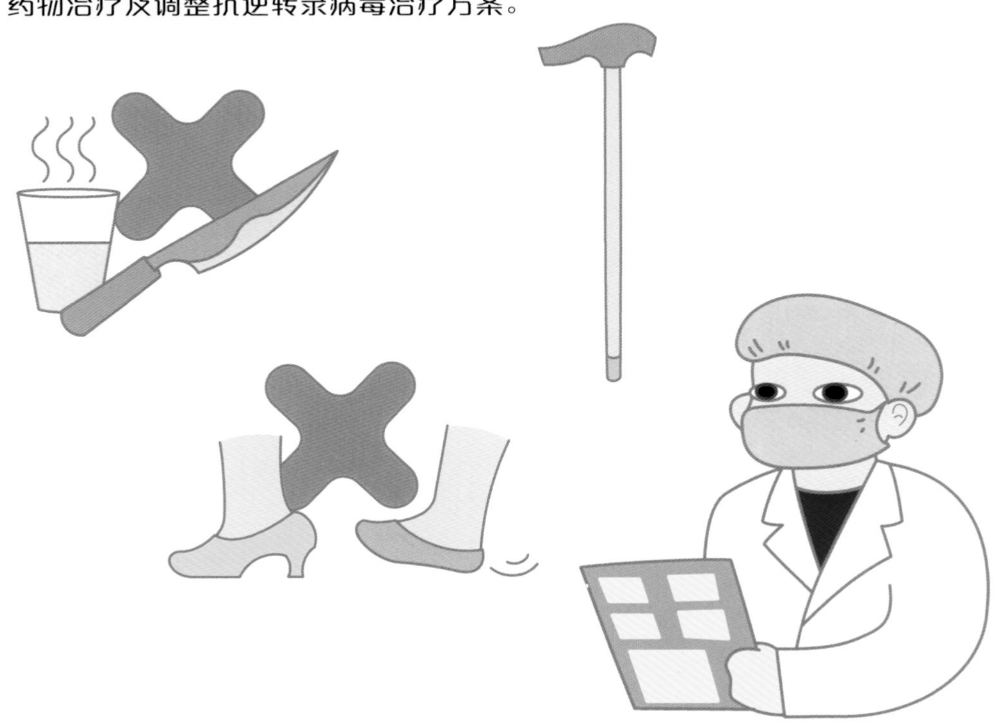

值得注意的是，这些不良反应并不是每个人在治疗过程中都会出现，有些人可能没有任何症状。

最近常常偏头痛。
不是我引起的！
好的，我们来查一查是怎么回事。

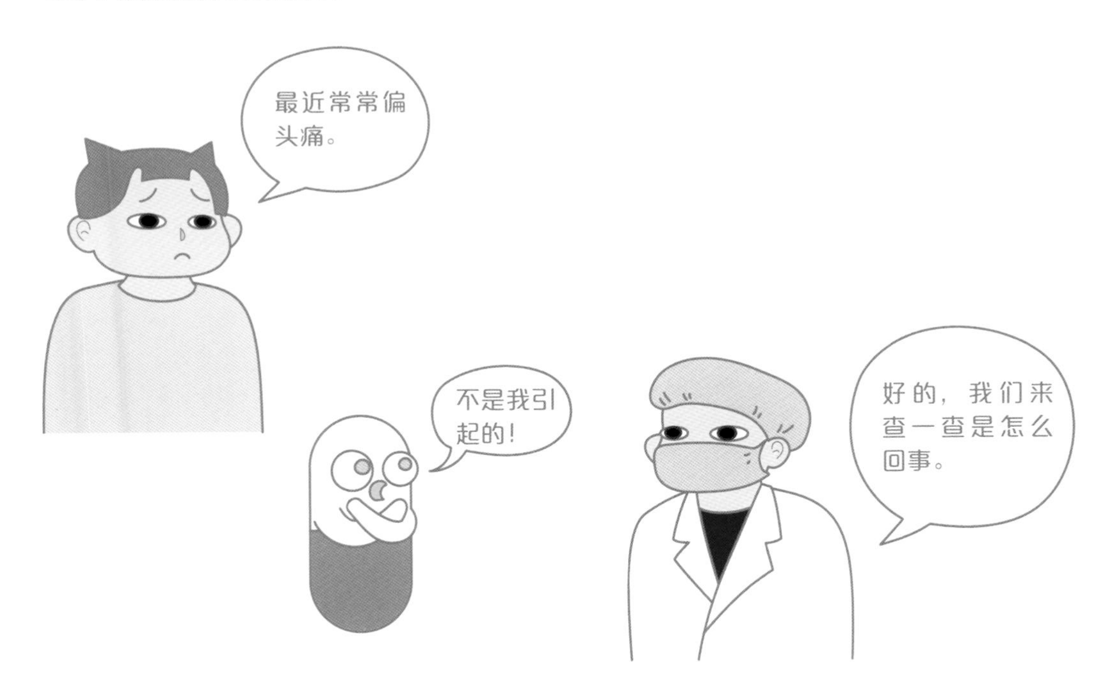

发生了药物不良反应该怎么办呢？

不要惊慌，你不是一个人，你的身后有一个强大的“防艾”工作团队，及时咨询医生，辨别是不是抗逆转录病毒药物引起的不良反应，并根据医嘱采取正确的处理措施。

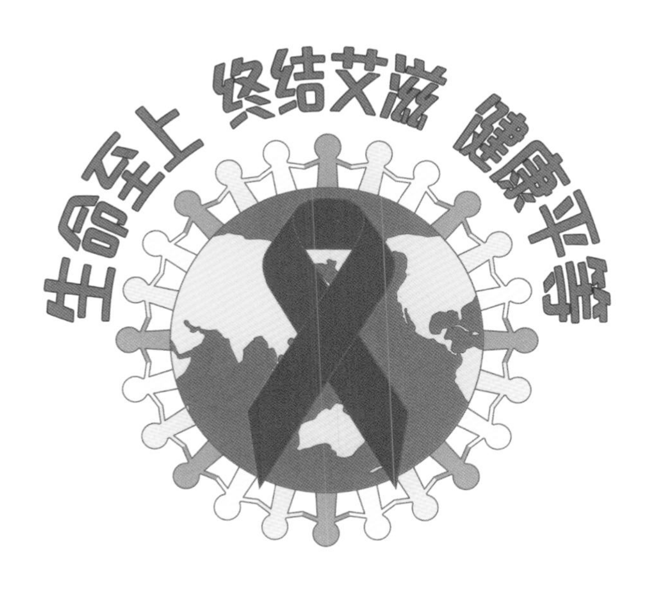
生命至上 终结艾滋 健康平等